医者のぼくが「医療常識」を信じない理由《わけ》

永井 明

JN265651

講談社+α文庫

文庫版まえがき

生命科学の先端部分では、遺伝子解読、からだのどの部分にも成長しうる胚性幹《はいせいかん》（ES）細胞を使った実験の拡大、細胞核移植、クローンなど、最新の知見をもとにした医療技術がとどまるところを知らない勢いで突っ走っています。新しい治療法の開発への期待より、むしろ「大丈夫なんだろうか。パンドラの箱を開けてしまったのではないか」という心配のほうが先に立ちます。

一方、医療現場では、相も変わらぬ医療ミス、カルテ改ざん、日和見《ひよりみ》菌や多剤耐性菌による院内感染の続発、安楽死事件のどたばた……三年前、本書で指摘したいろいろな問題点は、いっこうに改善する兆しはありません。また行政も、患者の経済的、心理的負担を増やすことだけを「改革」と考えているような気がしてなりません。

残念ながら、今回の文庫化にあたり、『ぼくが「医療常識」を信じない理由《わけ》』というタイトルを変える必要はないようです。

もうずいぶん前から、現代医学、医療の抱える問題点は、さんざん議論されてきました。にもかかわらず、同じ間違いを繰り返しているのは、どうしてなのでしょう。「こと医療にかぎらず、人間というものは過ちを犯すものだ」という言い方も可能かもしれませんが、それでは身も蓋《ふた》もありません。

かく言うぼくも、この本で、「なぜなのだろう」と自問自答しているだけで、その解決策がわかっているわけではありません。ただ、ひとつだけ言えることはあると思っています。それは、徹底して患者の立場に立って医療を見、考えるということです。とても残念なことに、ぼくには、「専門家」であるはずの医療者が、問題提起能力、自浄能力をすでに失っているように見えます。

患者の立場に立てば、それですべての問題が解決するわけではないでしょう。ただ少なくとも、発想の転換で頭の風通しがよくなり、どこかに突破口を見つけられるかもしれないと考えているのです。

それにもともと医学、医療は、医学者や医療者、お役人のためにあるのではなく、患者のためにあるのですから。

二〇〇二年十二月

永井《ながい》　明《あきら》

はじめに

医薬品が不足して困ることなど考えられず、高価な医療機器も過剰と思われるほど備えられている世界有数の医療先進国ニッポン。乳児死亡率は世界最低レベル、みなさんよくご存じのように、平均寿命も世界一です。また、誰もがとりあえず「平等」に治療を受けられることが保障されている国も、そんなにはありません。

まさにいいことずくめ……のはずなのですが、現実には新聞やテレビなどでしょっちゅう「医療不信」という文字が躍ります。マスコミが批判しているだけでなく、個人レベルでも、医療に対する不満、不安、不信を抱いている人も少なくありません。

どうして、そんなおかしなことになってしまうのでしょうか?

「医療スタッフ、とりわけお医者さんに問題がある」と指摘する人がいます。

個人病院のお医者さんはお金儲《もう》けのことばかり考え、必要もない検査をしたり、山ほどの薬を処方する。大学病院に代表される大きな病院では、ちゃんとした説明のないままベルトコンベア的な診察しかしてもらえない。あるいは、研究材料にされてしまうといった意識が、そう言わせるのでしょう。

「そもそも、この国の医療行政がなっていない」と怒る人もいます。

健康、病気という生身の人間にとって切実な問題なのに、血の通わない形式的な対処しかしようとしない官僚。たとえば、先だっての「薬害エイズ」事件の経過を見れば、そう文句を言われても仕方ないところがあります。

「いや、医者や役人よりむしろ、医療分野に群がる製薬会社や医療機器メーカーがわが国の医療をいびつなものにした元凶だ」と経済的側面からの分析をする人もいます。

実際にはほとんど必要のない高価な医療機器を売り込む。そのランニングコストをはじき出すため、お医者さんは（ほんとうは不要な）検査を繰り返す。カルテ、あるいはレセプトに適当な病名をつけておけば、「健康保険」で処理できるからです。

そう言えば、「健康保険制度が問題なのだ」とおっしゃる方もけっこういらっしゃいます。

このように、制度も、それに関係する人たちも「問題！」。そして、その問題解決の糸口も見えてこない。なまじ、医療の現状に対するそれぞれの批判が、それなりに説得力があるため、なにやら絶望的な気持ちになってきます。

もちろん、良心的な医療をしようと患者さんのことを一生懸命考えているお医者さんも、なんとか人々のためになるシステムを作り出そうと日夜身を粉にして働いているお役人もいらっしゃいます。

しばらく前のことですが、アメリカ大統領夫人のヒラリー女史が医療保険制度の改革を提言したとき（けっきょくは失敗に終わりましたが）、「日本の医療保険制度はかなり参考になった」という話も伝わってきています。

しかし、現実に人々の口から出てくる言葉は、やはり「不信」です。

ぼくは、選挙制度と同じように、誰からも文句の出ない医療システムを作るのは、現実には不可能だと思っています。ただ、患者さんの不満、不安は、理想の医療システムがないためでなく、もっとべつのところにあるような気がします。

「それはどこだ？」と尋ねられると、とたんに困ってしまいます。いろんな要素が複雑にからまり合い、明快な回答を提示できないというのが正直なところです。ただ、ひとつ言えることがあるとしたら、「誰のための医療なのか？」、医療について考えるとき、いつもその問いかけを忘れてはならないと言うことはできると思います。医療はお医者さんのため、お役人のため、ましてや製薬会社や医療機器メーカーのためにあるわけではありません。「患者さんのため」です。

この本は、ここ二、三年、いくつかの雑誌に寄稿した医療エッセイを中心にまとめたものです。ぼくといっしょに、「医療不信、どうしてなのか?」を考えてみてください。簡単に答えの出るような問題ではありませんが、医療の見方、考え方のヒントぐらいはつかんでいただけるのではないかと思っています。

一九九九年六月

永井　明

目次

第二章　気になる病院の医療事情

第五章 病院で苦しまずに死ぬための十ヵ条

第十条　「立派に」死ぬことはない　268

医者のぼくが「医療常識」を信じない理由《わけ》

第一章　ちょっとおかしい最近の医学情報

病気は、点でなく幅で考えたい

以前医者を生業にしていたせいか、いまでもよく、友人や知り合いから病気（健康？）相談を受けます。「人間ドックでコレステロールが高いって言われたんだけど、やはり卵は食べないほうがいいのだろうか」、「排便のとき出血があったんだけど、がんじゃないだろうか」等々。そういうことに対する説明作業がしんどくなって医療現場から逃げ出したのに、なんとも皮肉なものです。しかしまあ、浮き世の義理、できる範囲でのアドバイスはすることにしています。

そんなとき、しばしば感じるのが、みなさんのいわゆる「常識」へのとらわれ――医学はとても進歩している。いまや、遺伝子、分子レベルまで人間のからだは解明されていて、ほとんどのことは科学（医学）的に説明できるはずだという思い込みの強さです。

たしかに昨今の医学の進歩はすごいし、医療技術の革新にも目を見張るものがあります。ぼくは医療現場を離れて二〇年になりますが、ときおり取材で病院を訪れると、「ほおー、ここまできたか」と感心することが少なくありません。エコーはいまや聴診器代わりですし、ＣＴ（コンピュータ断層撮影装置）などは標準装備が当たり前。ＭＲＩ（磁気共鳴映像装置）もけっしてめずらしくありません。まさに隔世の感がします。

だから世間の人々が、「病院に行けば病気のことはたいていわかるはずだ」、「ほとんどの病気は治せるはずだ」といった「常識」をもってしまうのも、あるところ無理からぬことなのかもしれません。

しかし、お医者さんと話してみますと、見た目の華やかさほど、その診療内容の実態は変わっていないようです。「たしかに画像診断は発達しました。でも、いざ治療という話になると、それほどたくさんの手だてはありませんね」。けっきょくのところ、ぼくが病院勤めをしていたときに治療のむずかしかった病気は、いまだにやはりむずかしいという話なのです。

ことさらものごとを悲観的に見ているわけではありません。進歩は進歩として認めたうえで、現実の限界もちゃんと認識してほしいと思っているのです。

人間のからだというやつは、ほんとうに不思議です。いちおう医学的な説明はできますが、それから逸脱することもいっぱい起こるのです。同じ病名がついていても、その病状経過は人によってほんとうにさまざまです。また、たとえば、「無脳児」として生まれてきた子どもが、ふつうの子どもたちといっしょに生活できたというケースが以前報告されていました。大脳皮質がほとんどないにもかかわらず、生存し、それのみならず保育園生活を楽しんでいる。これは医学的にふつう考えられません。そして、これほど極端な例でないにしても、医療現場には説明のつかないことは掃いて捨てるほどあるのです。

人間のからだや心、そして病気を、常識に縛られた固定した点としてではなく、いつも流動する幅をもってとらえてほしいと思っています。そういった認識をもっていただければ、アドバイスするにしても、とても話しやすくなることを覚えておいてください。

自然治癒力を実感してみる

お医者さんや看護婦さんからの注意をちゃんと守り、病院の入院規則にも素直に従う患者さんより、多少自分勝手な行動をする患者さんのほうが早く退院できる。これは、病院勤務医だったころのぼくの実感です。少々乱暴な話に聞こえるかもしれませんが、たしかにそうした傾向があるのです。

だから、もし入院するようなことがあったら、いい加減な療養生活を送るべきだ、と言いたいわけでは、もちろんありません。「病気は自分自身のからだと心が治している」。そのことをもっと知ってほしいと思って、こんな話からはじめたのです。

体内になんらかのトラブルが生じたとき、ぼくたちのからだは、自動的にそれを元の健康な状態に戻そうとします。これがいわゆる「自然治癒力」です。お医者さんの仕事は、薬や手術といった手段を使い、この自然治癒力をいかに引き出すか、あるいは後押しするかということなのです。からだが回復するのに一〇の力が必要だとすると、自然治癒力が八か九、お医者さんにできるのはせいぜい一か二ぐらいでしょう。

それを、どこでどう間違えてしまったか、現代医学は、自然治癒力など無視した格好で、病的状態の一から一〇まですべてを「医学の力で治す」という感じになってしまっているように見えます。

たしかに戦後、現代医学は長足の進歩を遂げました。とりわけ外科手術や感染症治療領域でのそれには目を見張るものがあります。しかし、だからといって現代医学がオールマイティでないのはもちろん、自然治癒力と治療行為との基本的関係も変わっていいはずはありません。

ちゃんとした抗生物質のなかった昔でも、ひどい肺炎になったからといって、みんながみんな死んでしまったわけではなく、彼らの多くは自力で回復しました。逆に、これだけ多種多様な抗生物質が完備されている現在でもなお、肺炎で死亡する人はけっこうたくさんいるのです。まずなにより、患者さんの自然治癒力が重要。そのことを繰り返し強調しておきたいと思います。

医療関係者に対してあまりに従順な患者さんは、彼らに頼りすぎて（心理的にも）自然治癒力を十分に発揮できない。だから、自分のやりたいようにやろうとする患者さんより治りが遅い……そんな気がしてなりません。少々の不調は、「まあ、そのうちよくなるだろう」とうっちゃっておいても大丈夫。二、三日無理をせずに生活していれば、たいていはよくなるものです。

こんな話をすると、必ずと言っていいぐらい「それで手遅れになったらどうするんだ」と言う人がいます。たしかに、その可能性はゼロではありません。しかし、巷間《こうかん》喧伝《けんでん》されるほどの「手遅れ」は、実際にはそんなにないのです。

また、「なんでこんなになるまで放っておいたんだ」というお医者さんのせりふも、あるところほんとうの気持ちも含まれていますが、「だから、治療がうまくいかなくても俺《おれ》のせいじゃないよ」というクレジットの面もあるのです。

転ばぬ先の杖《つえ》もけっこうですが、たまには少し転んで痛みを感じ、その傷が自力で治る過程（自然治癒力）を実感してみることも大切なのではないでしょうか。

情報より、あなたのカンを大切に

「どこかいい病院はありませんかねえ」

知人からそんな相談をよく受けます。ぼくは、その人の病状を詳しく尋ね、頭のなかに入っている「知り合い医者リスト」をめくります。それで、適当な病院、あるいは医者の名前を見つけることのできる場合もあれば、そうでないこともあります。リストにないときは、「A先生がしかるべき情報をもっているかもしれません」といったヒントを提供することになります。

ぼくはべつに病院紹介を商売にしているわけではありません。それに、とりたてて親切な性分というわけでもありません。にもかかわらず、そうしたアドバイスをしているのは、「自分は医者のライセンスをもちながら、人様のお役に立つことをしていない。せめて……」という罪滅ぼし的な気分からです。それに、いわゆる素人《しろうと》の方々が、自分の症状にもっとも適した病院を探すのは、けっこうむずかしいと思うからです。

しかし世の中なかなかままなりません。

最近では、見ず知らずの人から「Bさんから病院のこと相談するようにと……」といった電話までかかってくる始末です。Bさんはたしかにぼくの友人です。そして、その人もよほど困って電話してきたのでしょうが、ぼくのほうもけっこう戸惑ってしまいます。

ひとつは、その応対に時間をとられてしまうという現実的な問題です。それにぼくは、はじめての人と電話で話すのがひじょうに苦手。電話で応対するという行為だけでもう疲れてしまうのです。そしてさらに、これがいちばんの問題なのですが、相談を受けている人の人柄をまったく知らないということです。

病院を紹介するとき、ぼくはかならず相談を受けた人と、勧める病院のお医者さんの顔とを思い浮かべます。そして、医師の技量と性格、また病院の場所なども考慮して、「それならC病院がいいと思います。それでD先生の外来担当日に受診してください」とアドバイスするわけです。「肝臓病の専門ならE病院」という決め方をしているのではないのです。だから、見ず知らずの人は困る。責任がもてないということです。

「いい病院、悪い病院」、その判断はそう簡単なことではありません。おおざっぱな基準なら言えます。たとえば、「病状や治療法についてちゃんと説明してくれる」、

「あまりたくさん薬を出さない」、「よけいな検査をしない」、「スタッフがみなさん親切である」といったことはいい病院の条件と言ってもさしつかえないでしょう。そしてもちろん、それぞれの病院の得意分野ということも無視できません。そうしたいくつかのポイントはたしかにあるのですが、それでもむずかしいことに変わりありません。

しばらく前の話になりますが、「医者にその出身大学の明示を義務づけよう」という市民運動がありました。それぞれの医大の国家試験合格率を参考にして、その医者の実力をはかろうというわけです。まあみなさん、それだけ「いい病院（医者）」選びの基準をもっていないということなのでしょう。気持ちはわからないでもありませんが、これはやはり無茶でしょう。たとえば、日本医学界の最高権威とされる東大病院が、最高の医療を行っているわけではけっしてないのです。幸い、この市民運動はいつの間にか消えてしまいましたが、こんなことを発想したのはたぶん、偏差値でしかものを考えられない人なのでしょう。

それはともかく、ぼくは普遍的な意味での「いい病院、悪い病院」というのはないと思っています。もちろんある基準をクリアする必要はあると思いますが、どの病院も世間の人々が考えるほどの差はないのです。

医療の場は、つまるところ人（患者）と人（医療者）との関係で成り立っています。これは、いくら医療技術が進歩しても同じでしょう。いやむしろ、技術が進めば進むほど、患者さんは医療者との人間的な触れ合いを望むようです。もしそうだとすれば、Fさんにとっての「いい病院」と、Gさんにとってのそれは、彼らの顔が同じでないように違ってくるはずです。はじめにぼくは、医者と患者の顔を思い浮かべながらしかるべき病院を紹介すると話しました。それは、このあたりのことと関連しているのです。

いい病院を求めるあまり、どうもみなさん「客観的」情報に頼りすぎているような気がします。たとえば、「日本の名医一〇〇人」といった雑誌記事を参考にするということです。それらの情報がまったく無駄だとは言いませんが、もっと自分の「主観」を大切にしたほうがいい。「あら、先生すてき。なんてやさしい看護婦さん。この病院なら私の病気もちゃんと診てくれそう」。そんな自分の「カン」を信じてほしいと思うのです。

それで、大きなハズレはないはずです。もし万が一ハズレだったとしても、「自分で決めたのだから」とあきらめもつきます。またなにより、みんながそう行動してくれると、ぼくも相談電話から解放されます。八方丸くおさまるのです。

エイズは終わってなどいない

しばらくの間かかりっきりになっていた仕事が、やっと形になりました。"WORKING ON A MIRACLE"（邦題『奇蹟の生還』）という本の翻訳作業です。

この本はアメリカの神経病理学者が、自らのＨＩＶ感染体験を克明に綴《つづ》ったノンフィクション作品です。彼はある夜、エイズで死亡した患者の病理解剖を行っていました。そのとき手をすべらせ、メスで自分の指を深く傷つけ、それが原因でＨＩＶに感染してしまうのです。そしてその後、免疫細胞の急激な低下におののきながらも悪戦苦闘。まだ効果も副作用もはっきりしないいくつもの未認可新薬を、自らをモルモット代わりにして「実験」し、やがて、彼の血液中からはＨＩＶが消え去ってしまう……という話です。

一九九六年七月、バンクーバーで開かれた国際エイズ会議で抗エイズ薬「多剤併用療法」の有効性がはじめて公に発表されました（この多剤併用療法で問題のすべてが解決するわけではありません。しかしこれまで、ほとんど先行きの見えなかったエイズ治療に、攻略の手がかりができたとは言えるでしょう）。その三年以上前からすでに、強靱《きょうじん》な意志力と疲れを知らない行動力で、それと同じような試みをしていた人間がいたわけです。この著者の汲《く》めども尽きぬエネルギーには、翻訳作業をしながら圧倒されっぱなしでした。自訳書のお勧めは面はゆいのですが、ぜひご一読願えればと思います。

それはともかく。最近このようなエイズに関連した仕事をしていて、少々気になることがあります。それは周囲の人々のエイズについての関心の希薄さです。

「ナガイさん、いまどんな仕事をしてるの」

「エイズ新薬のノンフィクションの翻訳」

「へえー、エイズなの」

それで終わりです。たしかにわが国のエイズ感染者は、欧米各国、とりわけアメリカやフランスに比べてかなり低いレベルで抑えられています。身近に感染者がいるという人もあまりいないでしょう。それはそれで、もちろん好ましいことです。しかし、だから無関心というのはやはり困ります。そう多くないとはいえ、わが国における感染者や患者の数も確実に増え続けているのです。

「なぜこんなに無関心でいられるのだろう」

いろいろ考えてみたのですが、はたと気づいたことがあります。「薬害エイズ」です。

この、お粗末で無残なスキャンダルは、以前ならきっと、闇から闇へと葬られていたことでしょう。それが、若者たちを中心にした力で、白日のもとに引きずり出されました。そして、関係者の責任が厳しく問われました。「若い人たちもやるもんだ。まだまだこの国も捨てたもんじゃないかもしれない」、そんないい気分にさせてくれました。

ただ、ぼくが気になるのは、このスキャンダルがそれなりの決着を見た段階で、人人の心の中である変化が起きてしまった。事件があまりに大きすぎたので、みなさん「エイズ」そのものも終わってしまったと勘違いしてしまったのではないかということです。だから、エイズ治療に一条の光が見えたことにも無関心……そんな気がしてなりません。

言うまでもなく、エイズは終わってなどいません。現に厚生労働省の発表によると、二〇〇一年一年間の新規HIV感染者数（確定値）は、過去最高の六二一人です。この国ではむしろ、まだはじまったばかりと考えておいたほうがいいのです。そのことをくれぐれも心にとどめておいてほしいと思います。

お医者さん、もっとおとなに

お医者さんは診察室で処方箋《しょほうせん》を書くだけ、患者さんはそれを持ってかかりつけの薬局に行き、そこで薬を受け取る。そうすれば、薬の副作用や、複数の薬の飲み合わせによる過剰作用などをチェックできる。欧米諸国ではこの医薬分業システムがふつうなのですが、これまで日本では、医と薬とがうまく独立性をもって機能せず、分業化が進みませんでした。

その理由のひとつとしてよく言われるのが、「薬価差益」の問題です。健康保険で設定されている薬価よりかなり安く薬を仕入れる。お医者さんは自分の診療所で薬を管理することによってその差益をしっかり握りしめ、放そうとしなかったのです。その背景には、医師会に対抗する職能集団としての薬剤師会の力の弱さ、またそれゆえ、分業の受け皿となるかかりつけ薬局作りを十分にしてこなかったという事情もあります。

まあ、そんなやこんなの事情があって医薬分業はなかなか進まなかったのです。それが、膨張し続ける薬剤費に危機感をつのらせた行政は、二〇年ほど前から薬価差益の圧縮という方針を打ち出してきました。つまり、お医者さんが薬を抱え込んでいても、あまり得にはならなくなってきたのです。それ以降、遅々たる歩みですが、とりあえず医薬分業の方向に向かっているというのが現状です。

以前、長野県上田市でややこしいことが起きました。薬剤師が薬の副作用などを文書で説明したところ、何人かの患者が「そんな危険な薬は飲みたくない」とお医者さんに苦情を訴えたというのです。この文書を示すという行為は、薬剤師に薬の情報提供を義務づけた薬剤師法改正を受けて行われたわけですが、それがこのときは裏目に出てしまったということです。

薬の副作用の説明というのはけっこうむずかしいものです。添付文書に書いてあることをたんに列挙すればいいというものではありません。薬に対する反応にはひじょうに大きな個人差があるし、あまり副作用ばかり強調すると、このケースのように患者さんが不安を覚えてしまうことも少なくありません。しかしだからといって、薬の危険性についての情報をその薬を実際に飲む患者さんに伝えないわけにもいきません。現在、インフォームド・コンセント（説明と同意）ということがさかんに言われていますが、薬のことにかぎらず、患者さんにものをちゃんと伝えるのはそう簡単ではないということです。

それはともかく。このできごとで上田医師会の対応には正直驚いてしまいました。彼らは、薬剤師の文書による情報提供は「患者に不安を与える」のみならず、医師の専有事項である「診療への介入」行為だ。ペナルティとして「処方箋の発行停止も考えざるをえない」というのです。そしてその圧力で、薬剤師会の役員は総辞職してしまいました。

薬剤師会の弱腰も少々情けないと思いますが、腹立ちまぎれに「処方箋発行停止」というブラフ（はったり）をかける医師会の仕業も、なんとも子どもじみて見えます。立場の弱い人に対しては力ずくでその発言を封じてしまう。患者は医療現場では弱者です。彼らが、そんなお医者さんの態度を見てどんなふうに感じるか、容易に想像がつくでしょう。

医師としてのプライドとは、いかに患者の立場に立ってものを考えられるかどうかであって、「診療介入だ」とヒステリックな叫び声をあげることではないはずです。もっと、おとなになってください。

抗菌ハンドルが売れる社会

以前、テレビのコマーシャルを見ていて、思わずわが目と耳を疑ったことがあります。それは若いきれいなお嬢さんが出演している車のCFで、「抗菌ハンドル」なるものをセールスポイントにしていたからです。車を、その機能性やスタイル、また低公害や低燃費などを強調して売ろうとするならわかるし、「なんとなくすてきじゃない」というイメージ販売戦略についても、それなりに理解はできます。しかし、ハンドル抗菌処理にどれほどの意味があるのでしょう。また、そのことが「売り」要素になるという感覚に、とてもついていけなかったのです。

おそらく、一九九六年来のO－157蔓延《まんえん》などの影響もあるのでしょう。「バイ菌というやつはけっこう怖い。できるだけ身近からバイ菌を排除しなくてはならない」という認識は間違っているとは思いません。ただ、それが車のハンドルにまでというのは、やりすぎというか、神経症的な反応のような気がしてならないのです。

たしかに、医学分野においては清潔と不潔の峻別《しゅんべつ》は厳しくなくてはなりません。近代医学、とりわけ外科手術の分野では、清潔状態（無菌）に気を配るようになってから、術中術後感染の危険が劇的に減り、多くの命が救われてきました。それは事実です。そしてこの原則は、現在の病院でも守られていて、重病患者や手術をして体力の弱っている人たちには、バイ菌に対してのなんらかの対策をするのが常識になっています。だから、清潔はいいこと、不潔は好ましくない。一般的にはそう言うことはできるのだと思います。

しかし、なぜ車のハンドルなのでしょうか。衰弱している人ならともかく、自分で車を運転できる元気のある人が、なぜそんな過保護的処置を必要とするのか。ぼくにはそれが理解できないのです。たとえばハンドルにべったりとくっついた赤痢菌を触った人が、触れた手をなめてしまう、そのために赤痢を発症するということも、理屈のうえではありえますが、とても現実的な恐怖に直結するとは思えません。

この話を若い友人にしたら、「しばらく前には『抗菌ボールペン』がとても流行《はや》ったんですよ」と言っていました。他人が使ったボールペンにそのまま触れると、「ばっちい気がする」、とくに若い女性はそう感じるというのです。そう言われてみれば、電車の吊革《つりかわ》につかまれない人がいるという話を、以前聞いたことがあります。「それに、靴下や下着、タオルなど、抗菌処理されているものはいっぱいありますよ。遅れてますね。ナガイさん」。つまり、そんなにたくさんの商品が開発されているということは、いまの消費者がそれを求めているからなのでしょう。たしかにぼくは遅れているのかもしれません。

しかし、と思うのです。ぼくたちの居住空間には数え切れないほどのバイ菌がいます。全身を抗菌グッズでかため、他人がちょっとでも触れていそうなものには抗菌処理を施す。それですべてをシャットアウトできるわけではありません。

そして、そんなことをしなくても、ぼくたちのからだには、多少のバイ菌が入ってきても、それをはねのけるだけの力がもともと備わっているのです。抗菌という名のイメージ清潔空間に逃げ込む合理的な理由など、ほんとうはありはしません。

「そんなに目くじら立てなくたって、しゃれでやってるのよ、しゃれ」。若い友人は、笑いながらそう言いました。その言葉を信じたいのですが、表面的な明るさとは裏腹に、この抗菌ハンドルの裏側に潜んでいる「社会精神病理」は、かなり根深いもののように感じられてなりません。

耳で体温？

耳の孔《あな》に入れてわずか数秒、それだけで体温が測定できる体温計が開発されたという話は、しばらく前に耳にしていました。赤外線センサーで鼓膜の温度をキャッチする。鼓膜の温度は体温調節中枢のある視床下部の血流温度とほぼ同じだから、より正確に体温を測ることができるという理屈です。この話を聞いたとき、「まあ、いろいろ考えるものだな」と、あまり気にもとめていませんでした。それが先だって、ある編集者から「いまわたしたちの周りでは、耳の体温計が大人気」と聞かされ、「ん？」と思いました。「それって、どこか違うんじゃないか」という感じをもってしまったのです。

この新しいタイプの体温計は、体温の測りにくい患者さん、たとえば新生児や意識状態の悪い人たちを対象にしたものです。それがどうして、健康なおとなの人に必要なのか。また、数秒で体温が測れることになにか意味があるのか、ぼくにはよくわかりません。

たしかに従来の水銀体温計では、測定時間が少々かかりますし、測り方によっては不正確な数字が出てしまう。また、けっこう簡単に割れてしまうといったこともあります。しかしそれらの問題は、しばらく前から急速に普及した電子体温計で、すでに十分カバーされているはずです。それなのに、なぜ、耳……とぼくは感じてしまったわけです。

エレクトロニクス技術の進歩により、医療機器の電子制御化はとどまるところを知らないように見えます。ぼくは二〇年前に医療現場を離れたわけですが、当時はめずらしかったエコーやCT、MRIなど、いまでは多くの医療機関でしごく当たり前に使われています。これらの最新医療機器によって、患者さんへの負担が少なく、より正確な診断がつくようになったわけですから、基本的には歓迎すべきことなのでしょう。それでもぼくは、どこかひっかかりを感じて仕方ないのです。

おそらくぼくは、医療現場での主役が、人間から器械になってしまうのではないかと恐れているのだと思います。もともと患者さんのために開発された技術が、いつのまにか立場が逆転。患者さんのほうが、生命体としての自然性を押し殺し、器械に合わせなくてはならなくなる。そういう状態が、ぼくたちのからだや心にとっていいことだとはとても思えないということです。ついでに言えば、最新医療機器の導入には小さくないお金が動きます。そのことが、それでなくても複雑な医療現場に、さらにややこしい問題を持ち込むことにもなりかねません。

たかが体温計から、少々大げさな話になりすぎたかもしれません。耳の体温計を愛用しているという人たちも、実際のところは、たんに新し物好きで、面白がって遊んでいるだけのことなのでしょう。

ただ、そんな人たちに、ひとつだけ知っておいてほしいことがあります。それは、ぼくたちにとってほんとうに大切なのは、三六度五分、三八度といった体温測定値ではなく、「少し熱っぽいかな」、「けっこう熱が上がってきたようだな」、「どうやら下がりはじめた」と、自分のからだの変化をたしかに感じ取り、その感覚をからだに記憶させることなのです。高性能赤外線センサーでお気軽、簡単もけっこうですが、たまには自らの耳のセンサーを研ぎすまし、からだの生の声も聞いてやってほしいものです。

電車のなかでの病気論議

電車のなかで、不必要に大きな声で話をしている人がときどきいます。ぼくは、電車では本を読むことにしているので、けっこう邪魔くさく感じます。とりわけ寝不足のときなど、聴覚が過敏になっているせいか、耳障りで頭が痛くなってしまうこともままあります。それで、あまりにうるさいときには、「あなたの話なんか聞きたくないんだけどな」とかなんとか、ぶつぶつ言うことにしています。ただし、意気地がないので、当のご本人には聞こえない程度につぶやくだけですが。

先だっても、途中駅から乗車してきたサラリーマン風の二人のおじさんが、ぼくの目の前で話しはじめました。少し酔っぱらっているのでしょう、抑えのきかない大声で、つばをまき散らしながら、のべつしゃべりまくります。こうなると、もうあきらめるしかありません。ぼくは読みかけの本を閉じ、眠ってしまうことにしました。

「五・五?　そりゃあ高いよ」

「そうですか、高いですか。どこも具合は悪くないんですがね」

「尿酸が五・五なら、もう立派な痛風だよ」

目を閉じていても、そんな会話が勝手に耳に入ってきます。「血清尿酸値の五・五が高い。そうだっけ？」。自分の意思とは関係なく、医学テキストのページを頭のなかでめくってしまいます。「尿酸の正常値は七・五ぐらいまで。場合によっては五・五が高めという判断をすることもなくはないが、無症状の人にいきなり痛風は乱暴だろう」。ぼんやりと、そんなふうに思っていました。

「痛風って痛いんでしょ。嫌だなあ」

「そう、痛い。それに痛風は治らない」

「治らないんですか……」

尿酸五・五おじさんの声はしだいに沈んだ感じになっていきました。かたや、物知りおじさんの声のトーンは、ますます甲高くなっていきます。

「薬はないし、食事療法しかないな。肉はとくにだめ」

「薬はない。肉はいけない。酒はどうです」

「酒ももちろんだめだよ。ぜいたくなものはみんなだめ。ただし、ビールは大丈夫。利尿作用があって尿酸を流し出すからな」

ぼくは思わず目を開け、そのおじさんの顔を見上げてしまいました。そして、「ビールはだめですよ」という言葉がのどまで出かかったのです。ビールにはたしかに利尿作用はありますが、高尿酸血症の原因物質プリン体がとてもたくさん含まれているのです。

「だから、君のことを考えて、今夜はずっとビールで付き合ったんじゃないか」

おじさんは得意顔で、そう恩を着せました。

やれやれです。ぼくは、医学情報が一般の人々にもたくさん提供されるのは基本的にいいことだと思っています。しかし、この手のタイプ、間違った病気の知識をひけらかす人が少なくありません。どうせなら、もう少し正確に理解してほしいものです。

ぼくは、「だから素人はよけいなことを言うな」と言いたいわけではありません。どんどんしゃべってください。ただし、それを電車のなかで大声でやるのは、はた迷惑だということです(小声でなら、いくらでもどうぞ)。それに、電車には医療関係者も乗っているということをお忘れなく。ぼくは小心者のエゴイストゆえ、知らん顔をしますが、中にはバシリと公衆の面前で間違いを指摘する立派な人もいるはずです。知ったかぶりをして恥をかくことになるやもしれません。くれぐれもご注意を。

ハルビンのリハビリ病院

以前、中国東北部のハルビン、黒竜江省《こくりゅうこうしょう》康復病院の取材をしたことがあります。

このリハビリ専門病院には、植物状態になった患者さんばかりが入院している「昏迷与植物状態促醒」科という病棟があります。

植物状態というのは、頭部外傷や脳出血などによって大脳皮質が広範囲にダメージを受けたため、意思疎通ができず、自分で飲み食いしたり、排尿排便をコントロールできない状態が長期間続いている患者のことです。これは人工呼吸器でどうにか生命維持している脳死状態とは違います。意識はありませんが、呼吸や循環は自力で行っていて、適切な栄養補給やケアを続ければ、長期間の生存が可能です。

ただ、回復という話になると、実際にはかなり厳しく、七割以上の人が一年以内になんらかの合併症で死亡。そして、意識回復率は数パーセントと推測されています。つまり、植物状態になってしまうと、当面の生命危機はないが、見通しは暗いということです。

それが、康復病院では、ここ数年間で一一二例の植物状態患者を治療し、そのうち三六人が意識回復した（しかも死亡は一例だけ）というのです。これはすごい数字です。ぼくはその論文を読んだとき、「ほんまかいな」とまゆにつばをつけました。しかし、百聞は一見に如《し》かずです。実際この目で確かめてやろうと、のこのこハルビンまで出かけていったわけです。

で、取材した結果はどうだったのか？

その病棟では、患者さんの病状によって、鍼《はり》、マッサージ、電気刺激、光刺激、高圧酸素、そして中国のお家芸である漢方など、いろんな療法を組み合わせて治療を行っていました。そしてたしかに、患者の意識状態の回復はいいようです。中国の植物状態判定基準が日本のそれとは多少異なっていることもあり、治療成績の客観的評価をすることはむずかしいのですが、論文に発表されていた数字は、それほど誇大ではないという印象をもちました。ただ、こうした治療法がどんなメカニズムで長期間失っていた意識を呼び戻させるのかは、もうひとつはっきりしません。

これまでにも何度か、中国医療の現場を取材したことがありますが、その都度感じたのが、「なんだかよくわからないが、中国は奥が深そうだ」ということです。そして今回の取材でも、同じような感想をもったわけです。ただ、入院患者さんの誰ひとりとして床ずれがなかったのには、とても感心しました。

植物状態にかぎらず、いわゆる寝たきり状態の人は、ちょっと油断するとすぐに床ずれを作ってしまいます。日本の病院でも、これはけっこう深刻な問題です。それなのにここハルビンの病院では……。

その理由はすぐにわかりました。この病棟では、患者の家族がつきっきりで、四六時中介護の手を休めようとはしません。二時間ごとの体位変換はもちろんのこと、頻繁な下の世話や、呼びかけなど、じつにていねいな看護がなされているのです。

この病院での治療成績が図抜けていいのは、いわゆる治療効果というより、むしろこうした「家族の愛」がベースにあるからではないか。家族が懸命に看護する光景を見ながら、ぼくはそんなふうに思ったのです。もちろん、彼我《ひが》では医療システムも社会状況も異なっていますから、同じようにすべきだと言うつもりはありません。ただ、今後寝たきり状態になるお年寄りの増加が必定のわが国で、この病院の試みは、なんらかのヒントを与えてくれそうな気がしました。

医療講演会の「あらら」

先だって、ある地方自治体の「健康フェスティバル」という催しに講師として呼ばれ、一時間ほど話をしてきました。話の主旨は、「自分のからだは自分のもの、診療上疑問に思ったことはお医者さんにちゃんと尋ね、自分でもよく納得したうえで治療を受けるようにしたい」といったことです。そしてそのなかで、「いつまでも元気で長生きできれば、それにこしたことはない。しかし、歳をとってくると、あちらこちらにがたがくる。それを強引に抑えつけようとすると、医療行為はどうしてもいびつなものになりがちだ。あるところ老いを受け入れ、それを飼いならしながら、うまく付き合っていく」という考え方もあることを強調しました。

会場の人々（お年寄りが多かったのですが）も、それなりに理解していただいているような感じでした。ほっとひと安心です。

ひととおり話が終わり、会場からの質問で、「お医者さんへの付け届け」についてというのがありました。それに対してぼくは、「付け届けは原則的には必要ない。もしどうしても感謝の気持ちを表したいのなら、退院時に、そんなに値が張らなくてその主治医が好きなものを渡せばいいのではないか。現金を受け取るのは抵抗感がある」といった答えをしたわけです。

まあそれやこれやで、講演会は滞りなく終わりました。そして、ぼくと入れ替わりに、主催自治体の助役さんが舞台に上がりました。そこで彼は型どおりの挨拶《あいさつ》をなさっていたのですが、最後に、「ではみなさん、がんばって百歳まで生き抜きましょう！」と大声で会場の人々に檄《げき》を飛ばしたのです。

つい先ほどぼくは、「あまりがんばりすぎないほうがいい。あるところ自然の経過にまかせたほうがいい」という話をしたばかりです。思わず「あらら」とつぶやいてしまいました。おそらく助役さんは、自分の挨拶の時間に合わせて会場にやってきて、ぼくの話を聞いていなかったのでしょう。で、「健康フェスティバル」だから単純に「百歳まで！」という話になったのだと思います。その経緯はわかりますが、なにやら複雑な気分でした。

さらにもうひとつ「あらら」がありました。

控え室に戻ると、ファンだという人が待っていました。五〇代半ばぐらいの女性で、ぼくの著作を手に持っています。「この他にも七冊読みました」、「どうも恐縮です」といった会話をかわし、彼女の持ってきた本にサインなどしたわけです。帰り際、彼女は一通の封筒を差し出しました。ぼくは手紙かなにかだと思い、あまり深く考えずにそれを受け取ったのです。帰宅後、封筒を開いてみると、その中には一万円札が入っていました。

ぼくは正規の講演料をちゃんともらっていますし、そんな初対面の人にお金をいただく理由はなにもありません。しかも彼女は講演会場で、「お医者さんへの付け届け」の話も聞いているはずです。困惑、ため息をつくしかありませんでした。

講演というのは、ぼくのようなフリーランスの物書きにとって、営業項目のひとつです。依頼があれば、「多少はお役に立てるかもしれない」と、とりあえずのこのこと出かけていきます。しかし、こうしたリアクションを目の当たりにすると、少々虚《むな》しい思いにかられます。人様にものを伝えることのむずかしさを、改めて痛感した講演会でした。

出生前診断について考える

ある雑誌に寄稿するため、このところ出生前診断についての取材をしています。

出生前診断というのは、胎児の段階でその子のもつ特性を探ろうというものです。具体的には超音波による画像診断、羊水や絨毛《じゅうもう》から採取した検体を分析する検査を指します。また最近、トリプルマーカー試験という新しい検査法が加わりました。

このトリプルマーカー試験は、検査時にある程度のリスクをともなう羊水や絨毛の検査と違って、たんに血液を採るだけですみます。その簡便さがうけ、この検査をもっと広く妊婦に実施しようという動きもあるようです。

簡単に胎児の状態がわかるのなら、どんどんやればいいじゃないかと思われるかもしれません。しかし、ことはそれほど単純ではないのです。先ほどぼくは、その子のもつ「特性」という言い方をしました。しかしそれは、もっと端的に言えば「異常」、具体的にはダウン症や二分脊椎《せきつい》の可能性を調べるということなのです。つまり、トリプルマーカー試験自体は簡便でも、その本質はとても重く、羊水検査や絨毛検査、遺伝子診断と同じ意味をもつ検査であることを忘れてはなりません。

だからお医者さんは、実施に際し、この検査のもつ意味についてちゃんと説明する必要があります。しかし現実には、「安全便利」ばかり強調し、けっこう安直に妊婦に勧める医療機関も少なくないようです。そして受診者も、みなさんおやりになるから「なんとなく」受けるというムードに流れているように見えます。取材をしていて、「これはちょっとまずいな」と感じました。

それともうひとつ、こちらのほうがより本質的な問題なのですが、「障害児」はほんとうにマイナスなのかということです。いまの世の中で、心身になんらかのハンディを背負って生きていくことはとてもたいへんなことです。また、それを支える家族のご苦労も並大抵のものではありません。その現実はよく理解できます。そしておそらく、そのあたりの心情からでしょう。「障害をもって生まれてきたら、その子が不幸だから（中絶する）」といった発言をよく耳にします。

しかし、じっくりと考えてみてください。彼らはほんとうに不幸なのでしょうか。自ら障害を抱えながら、あるいは障害児とともに、とても充実した人生を送っている人たちはたくさんいます。逆に、障害がなくても空疎に過ごしている人も少なくありません。べつにきれいごとを言いたいわけではありません。世間の悪常識から解き放たれれば、「世間のスタンダードからはずれているからマイナス」という議論が、いかに表層だけをなでたものにすぎないかということが納得できる。そのことを知ってほしいだけです。

ぼくたちが暮らしているこの国はいま、薄暗闇のなか、どこに出口を見つければいいのかわからず右往左往しているように見えます。どうして、そんなところに落ち込んでしまったのか。その原因のひとつとして、「自分たちと同じでない異分子は排除する」という力が強く働いてきたことがあげられると思います。トリプルマーカー試験というコンビニ的出生前診断検査法の発想は、この薄っぺらな均一化された社会を、さらに薄く地ならしするだけのような気がしてなりません。

利便性の先に待ちかまえている大きな落とし穴の存在に要注意です。

おばあさんになってみた

一週間ほど、ぼくは八〇歳のおばあさんになって過ごしました。

まずは姿形からということで、映画の特殊メイクアップの人にお願いし、老婆顔を作ってもらいました。これがけっこうたいへんで、ラテックスという薄いゴムのようなものを顔全面から首にかけて貼り付け、しわやたるみをほんとうに作ってしまうのです。その作業に二時間以上。苦心のかいあってか、ごく近くで顔を見合わせても、ほとんどの人は化けていることに気づきません。

また、スタイリストが下町風、山の手風など何パターンかおばあちゃんルックを準備し、その姿で新宿や銀座、巣鴨のとげぬき地蔵などに出没してみたのです。

べつに女装趣味があって、そんな奇矯なことをしたわけではありません。

外見だけでなく、手足やひじ、ひざの関節は特殊なサポーターで動きにくくかため、八〇歳の女性の筋力にまで落とすため、からだのあちこちに総計一〇キロほどの重りも付けました。まさに、内臓以外は八〇歳の老婆になりきろうとしたのです。

超高齢化社会の到来を目前にして、巷《ちまた》ではいろんな議論がなされています。年金、老人保険、介護保険……。そうした大所高所からの議論はもちろん必要ですが、そればかりだと机上の数字いじりだけに終わりかねません。それでぼくは、とりあえず実際に自分で老いてみて、その生理的・心理的実感を体験してみよう。そうすれば、今後老人問題を語るにしても、多少は地に足の着いた話ができるのではないかと考えたわけです。

そして実際、とても勉強になりました。

まず、なにより驚いたのはスピード感覚の違いです。八〇歳のからだでは、ちょっとした動作ひとつひとつが、じつに緩慢にしかできません。歩くのはとぼとぼ、階段を上るのも一段ごとに両足をそろえなければなりません。そして下りには手すりが必要不可欠です。また、エスカレーターに乗るときでさえ、最初の一歩がなかなか踏み出せない。ふだんはどうということのない、エスカレーターの動く速度についていけないのです。人の流れが速い両面通行の自動改札機も、老人にはけっこう恐怖でした。

まあ、それやこれやいろんなことを感じたわけですが、悪いことばかりではありません。いまなにかと問題視されている中学生や高校生たちが、存外おばあちゃんに優しいことを発見したのは救いでした。階段でよろけそうになっているぼくに「大丈夫ですか」と声をかけてくれ、尋ねた道も親切に教えてくれました。

もっとも冷たいのは、三〇〜四〇代のビジネスマン（ウーマン）です。べつに彼らが意地悪をするというのではありません。まるで無視なのです。意識的にそうしているのではなく、彼らにとって街を歩いている老婆は「背景」にすぎず、ひとりの人間として目のなかに入っていない。そんなふうに感じられました。きっと、忙しすぎるのでしょう。

「おいおい、兄ちゃん方。あんたらもそのうち歳をとるんだぜ。そのときになって思い知っても遅いよ」と、ぼくは変装の下で毒づいていました。

ぼくはこの老人体験をスタートに、一冊の本にまとめました。詳しくはそちらをお読みいただければ幸甚。ここではとりあえず、「もっとのんびり行こうよ」とお願いしておきたいと思います。

「画期的な新薬！」には冷静な対処を

たくさんの新聞や雑誌、またテレビ画面にも「画期的ながん治療薬！」という文字が躍りました。ボストン小児病院のJ・フォークマン博士らが発見したエンドスタチンとアンジオスタチンという新薬の開発を伝えるものです。

これまでのがん治療薬の多くは、がん組織それ自体を破壊するという発想から生まれています。そして、この類《たぐい》の薬はある程度の有効性はあるものの、副作用が強くて使いにくいものでした。それでしばらく前からは、患者の免疫系を強化するということでインターフェロン、インターロイキン2といったがん治療薬も開発されましたが、当初期待されたほどの効果はないようです。

このたびの新薬は、そうした従来のがん治療薬とは違っています。がん組織が成長するためには血液の供給が必要だというしごくシンプルな事実にもとづき、がん組織に酸素や栄養分を送り込む血管の形成を妨害し、「兵糧攻め」にしてやろうというものです。着眼点としては、なかなか面白いのではないかと思います。

ただ、マウスを使った動物実験で成功した段階で、これがそのまま臨床応用――実際のがん患者の治療に有効かどうかは、まだわかりません。スタートラインに立ったと言うことはできますが、ほんとうに画期的な新薬になるかどうかは、すべてこれからなのです。

そんなこと、ちょっと冷静に考えればすぐにわかりそうなものですが、今回の熱に浮かされたような過剰な報道の仕方はどうしたことでしょう。最初、「ニューヨーク・タイムズ」の第一面で報じられてから、フォークマン博士のもとには、一週間でなんと二〇〇〇件もの取材依頼があったそうです。博士は、困惑気味だと聞きます。彼はずいぶん前からがん組織と血管形成との関係を調べていました。そしてこれまで、学界からは異端として退けられ続けていたのです。なにをいまさら大騒ぎを……というこことなのかもしれません。

がん患者やその家族が、新薬開発に大いなる期待を抱く気持ちはよく理解できます。それはそれでわかるのですが、こうした騒ぎの背景には、いろんな思惑がうごめいていることを忘れないでください。たとえば、「新薬で大儲けしよう」という投資家の存在もそのひとつです。もう二十数年以上前の話になりますが、わが国で「クレスチン」という抗がん剤が発売され、それを作っている製薬メーカーの株が高騰したことがあります。当時ぼくは、病院に勤めていたのですが、この薬ががんに効くと信じている医者はほとんどいませんでした。それでも多くの医者が、この薬を処方したのです。健康保険の適用になっていて、副作用が少なく（つまり、作用もない）使いやすいというのがその理由です。

このクレスチン、さすがに薬効見直しで使用範囲を限定されましたが、その間、一〇年以上にわたって、高額なお金がどぶに捨てられ続けたわけです。

抗がん剤治療で生存率の向上が認められるのは、小児急性白血病、悪性リンパ腫、いわゆる小児がん一般で、すべてのがんの一割程度。それが現状です。

今回の新薬も、特許権をもっている製薬会社の株は、あっという間に数倍に高騰したとのことです。ぼくは、エンドスタチンがいんちきクレスチンと同じだとは見ていません。ただ、新薬開発をことさらに煽《あお》り、品のない金儲けをしようという輩《やから》は、いつでもどこにでもいるものです。こと抗がん剤にかぎらず、「画期的な新薬！」という言葉が飛び交っているときには、一歩引いてみる。そうしたスタンスが必要だと思っています。

卵子ドナーの意味すること

配偶者でない人の卵子を使って体外受精を実施した。そう公表したお医者さんが産科婦人科学会から除名処分を受けました。学会では、「体外受精は配偶者間にかぎる」というガイドラインを決めており、それに違反したというのが処分の理由です。まあ、学会を除名されたからといって、そのお医者さんが医療行為をできなくなるわけではなく、実損はありません。とりあえず社会的に「けじめ」を示しておいたということです。

体外受精は一九七八年、イギリスではじめて行われました（「試験管ベビー」という言葉をご記憶でしょう）。わが国での第一例目は一九八三年。それ以降、四万七〇〇〇（一九九八年末）例の体外受精が実施されています。いままでは、年間一万例を超える勢いです。当初は「最先端技術」とされていたものが、現在では、「日常的医療技術」として、全国各地の医療機関で行われるようになっているのです。しかし、非配偶者の卵子ドナーは禁止。

この問題も、そんな背景をもとにして、起こるべくして起きたということができるでしょう。そして現実には、公表されていないだけで、けっこうな数の非配偶者卵子ドナーによる体外受精が行われていると聞きます。

「非配偶者の卵子であってもいいではないか」と主張する人たちの第一の論拠は、不妊に悩む患者のため。そしてもうひとつは、非配偶者の精子を使った人工授精が、もう六〇年近くにわたって行われているということです。これまでその方法で一万人以上の子どもが生まれており、学会は、この現実を追認する格好をとっています。

精子は他人のでもよくて、なぜ卵子はだめなのかというわけです。

混乱を避けるために言葉の整理をしておきましょう。ここでいう「人工授精」とは、採取した精子を女性の子宮内に入れるそれで、「体外受精」というのは、精子、卵子とも体外に取り出し、それをシャーレ内で受精させ、受精卵を子宮に戻す技術のことです。

したがって、人工授精の精子と、体外受精の精子や卵子では、少々意味が異なってきます。体外受精のほうがより人工操作性が強く、生命倫理上の問題に抵触しがちになることはご理解いただけるでしょう。また、精子と卵子とを比べたとき、生殖に関する役割は、卵子のほうが圧倒的に大きいということもあります。まあ、それやこれや、人工授精の精子云々《うんぬん》という議論には、少し無理があるということです。

ぼく自身、生殖に関する部分にあまり人工的な操作を加えることに疑問というか、違和感をもっています。だから、この非配偶者卵子ドナーに関しても、法的な規制をするかどうかはべつにして、なんらかの形での歯止めをかけるルールは必要だと感じています。

そしてもうひとつ、この手のことを議論するとき、生命倫理を基礎におくことはもちろん必要不可欠なのですが、生殖医療がもつ「ビジネス」的側面も視野に入れておく必要があると思っています。

件《くだん》のお医者さんは、非配偶者の卵子による体外受精を、ご自身がおっしゃるように「不妊に悩む患者のため」という大義で実施、公表されたのでしょう。しかし、「体外受精はクリニックのドル箱」であり、卵子ドナーがオーケーで適応症例が広がれば、もっと儲かると思っているお医者さんも、いないとは言えないと思います。

下世話な話で恐縮ですが、そうした現実も直視し、それこそ「患者のため」の不妊治療が健全に育ってくれることを願っているのです。

体細胞クローンへの戸惑い

もう十数年ほど前の話になりますが、テキサスの最新研究農場でクローン牛の取材をしたことがあります。ただこれは、顕微鏡下で受精卵の核を未受精卵に移植する受精卵クローンで、最近話題になっている体細胞クローンほど画期的なものではありません。それでも当時は、生命科学はこんなことまでやるようになってきたのだと、なにやら心落ち着かない思いにとらわれたことを覚えています。

しかし生命科学技術は、そんなぼくの戸惑いなど知ったことではないふうに、どんどん先鋭化していきました。一九九六年イギリスで、はじめての体細胞クローン羊、ドリーが誕生したことをご記憶の方も多いでしょう。そして一九九七年は、人間の遺伝子（血液凝固因子を作る）を組み込まれたクローン羊、ポリーが作られました。さらに一九九八年にはわが国で、ぼくがテキサスの農場で見た受精卵クローンではなく、ドリーと同じ基本的な手法を用いた体細胞クローン牛が産まれたのです。

こうした先端技術を人間に適用すれば、不妊夫婦のいずれかの体細胞を使って代理母に出産させることが可能ですし、女性が男性の助けを借りず遺伝子的に自分とまったく同じ子どもを産むこともできるのです。そして、それはたんなる夢想段階ではなく、すでに技術的に射程範囲に入っているのです。

さすがに、それはまずいということなのでしょう。欧米では、このクローン技術を人間に応用することを法的に禁止、わが国でも、学術審議会の指針というかたちで、禁止の方向が打ち出されています。まあ、とりあえず健全な反応ということができるでしょう。

ただ、この間の流れを見ていて、少々気になることがあります。それは、ドリーの誕生のときにかなり強く出ていた反応――体細胞クローンそれ自体が「自然の摂理に反する」という声が、今度のクローン牛ではほとんど聞こえてこないことです。むしろ、クローン牛で良質の肉を大量に作ることができる、そうした実用的な利点が強調され、人間以外の動物でのクローン研究は推進すべきだという論調に変わってきているように感じられます。そして実際、ポリーのように、人間の遺伝子を組み込んだクローン動物から医薬品や移植用臓器を作ること、また、遺伝病研究への技術応用は規制されていないのです。これはつまり、「人間を除く」という一札を入れることで、クローン技術のもつ本質的危うさは不問に付されたということなのでしょうか。

ある哲学者が、つぎのような意味のことを指摘していました。

ぼくたちの暮らす現代社会では、古くなったり壊れてしまったものは取り替えればいいという思考回路が定着してしまったのではないか。そして人々は、たんに物質についてだけではなく、生命現象に関しても同じように取り替え可能だと考えているらしい……。

ぼくもその人と同じように感じています。臓器移植や遺伝子操作、そしてクローンも、「すべてが代替可能」の延長線上の発想と言うことができるような気がするのです。人々が生命の誕生をいとおしみ、死に哀惜を感じるのは、それが代替不能ゆえのはず。先端技術を振り回し、人間はいったい何を支配しようとしているのでしょうか。自らの身の丈というものを、一度ちゃんと考えてみる時期に来ているのではないか。そんな気がしてなりません。

最先端医療技術と患者の自己責任

生殖細胞ではなく体細胞から生まれたクローン羊、ドリーの出現で驚いていたら、「なんと」と言おうか、「やはり」と言おうか、アメリカでクローン人間作りを計画中の研究者グループが現れました（技術的には十分可能です）。不妊カップルの福音になるというのが、彼らの主張です。幸いなことに、現在のところ世論のほとんど、また政府もこの企てに「ノー！」という声をあげ、こうした行為を禁止する法案を二〇〇一年六月に施行しました。まあ、健全な反応と言うことができると思います。

ただ、この研究者たちは倫理や法律を超え、自分の信ずるところを行おうとする、いわば確信犯。「アメリカで禁止されれば国外で実施する」と発言していたようです。今後、アメリカ以外でもクローン人間を作ろうという研究者が出てくるだろうことは、十分に予想されます。なんとも不気味な時代になったものです。

そして二〇〇二年に実際、イタリアの医師がアラブ首長国連邦の大金持ちの依頼を受け、クローン技術による妊娠に成功したという報道がなされています。

最新医療技術を用いた過激な試みがはじめて行われるとき、多くの人々は、このような拒否反応を示します。しかし、しばらくして、それが少し形を変え、ソフトな形で再出現したときには、けっこう抵抗なく受け入れてしまうようです。じっくりと考えれば、けっきょく同じことだとわかるのに、「まあ、あの博士のクローン人間に比べれば」とはじめの過激さが免疫になって、目をくらませられるわけです。

たとえばべつの項で触れた「試験管ベビー」が誕生したときも、生命倫理にもとるのではないかと批判の大合唱が起こりました。しかしいまや、この体外受精技術は、しごく当然のこととして世界中で用いられています。そして、当初さかんに言われた根源的な疑問「人間の生殖部分に人為的操作を加えること」に対する明確な答えは示されないままです。

「まさか、そこまでやらないだろう」が「十分な規制をしてやれば」、そしてやがて「効率よく、どんどんやる」という話になってしまうのです。クローン人間が同じような経緯をたどらないという保証はまったくありません。

今後ますます、医療技術が進歩していくことは間違いありません。そして、そうした最先端医療技術というのは、もうぼくたちの生理的身の丈をはるかに超え、コントロールがとてもむずかしく、程度の差こそあれ、人間存在の本質にかかわる問題を必ず抱えています。

そんな医療状況のなか、ぼくたちに要求されるのは、患者の権利の主張とともに患者の自己責任についてもちゃんと考えることだと思っています。

まず、自分はどのように生き、どのように死にたいのか、そのあたり根本的なところの考えをしっかりともつこと。いつもそこに立ち戻って最先端医療技術を自分で評価することです。そして、自分で下した判断によって生じた結果については、ちゃんと受け入れるという姿勢です。他人まかせ、あるいはムードに流された結果、「こんなはずじゃなかった」、「だまされた」では哀しすぎます。昨今のわが国の経済状況ではありませんが、有名大学病院で実施されている最新技術だから安全だという話には、けっしてならないのです。

もし自分の判断が間違っていたとしても、「誰のせいか？」と自問し、「誰のせいでもない」と自答できる患者であってほしいと願っています。そうした潔い自己責任の姿勢をもつことが、ほんとうの意味で「患者のための」医療技術を育てる力になると思うからです。

お医者さんの「適正」数？

「お医者さんって、日本全国でいったい何人ぐらいいるんですかねえー？」

以前、そんな質問を受けたことがあります。

「だいたい、二〇万人ぐらいかな」

うろ覚え、あまり自信のないまま、そう答えました。病気の相談などと違って、多少誤差があっても、それほどまずいことにはならないだろうと思い、わざわざ調べることをしなかったのです。それが「医学部の募集削減」という新聞記事を読み、厚生省（現・厚生労働省）発表の関連資料に直接あたってみる気になりました。

で、正解は二五万五七九二人（二〇〇〇年度）。ぼくはかなり少なめに思い込んでいたようです。嘘《うそ》を教えてしまった人、ごめんなさい。

それはともかく、これまで不精を決め込んでいた調べを、どうしてやる気になったのかというのが今回の話です。

医学部の学生を減らすということは、将来お医者さんの数が減るということを意味します。厚労省の試算によれば、現在のペースで新しいお医者さんが誕生し続けていくと、二〇一七年から供給過剰になり、二〇二五年には一万四〇〇〇人の医師失業者が出る。だから、いまから徐々に医学部の入学定員を減らし、適正医師数にしようというのが、「医学部の募集削減」の理由のようです。

二〇二五年までに、厚労省がどんな医療体制を整えようとしているのか、その明確な姿がいまひとつ見えてきません。それなのに、「適正」数をどうやって決めようというのだろう。ぼくはまず、そのことに引っかかりました。と同時に、もう三〇年以上前、まだぼくが医学部の学生だったころのことを思い出したのです。

当時は現在とまったく逆、「医療過疎の解消」を理由に医学部定員の大幅増加、一県一医大というプランが持ち上がっていました。そして実際、その後一〇年の間に続続と医大、医学部が新設されたのです。で、その結果、目的が達せられたのかと言うと、けっしてそうはなりませんでした。増えた分のお医者さんは都市部に集中。医療過密過疎の色分けをよりはっきりさせただけです。そしてまたぞろここに来て「削減コール」……。こんなに先の見通しの悪い役所が、いまから二十一世紀のことを言って大丈夫なのかと感じたわけです。

二五万人以上という医師数が多いのかどうか、また適正医師数をどのようにはじき出すのか、ぼくにはよくわかりません。ただ、彼らが医師とか病院、病床の「適正」

数を持ち出すとき、その発想のもとになっているのは、いつもお金であり政治だということはたしかなようです。そして、医療が本来患者のためにあるという、しごく当たり前の視点が抜け落ちているような気がしてなりません。

医師の適正数など、どうでもいいとは言いません。ただ、何人の医者を作るかということより、どんな医者を作るのかという議論こそが、いまもっとも求められているのではないでしょうか。そしてそのためには、二十一世紀医療のグランド・デザインを明確な形で示す必要があることは言うまでもありません。

ぼくはたいした志もないまま、なんとなく成り行きで医者になり、けっきょくは医療現場から逃走した人間です。自戒をこめて言うのですが、患者の立場に立って、ちゃんとものごとを考えられる医者をどれだけの数作れるのか、それが現在議論すべき「適正」課題なのです。

「百まで生きる」への疑問

『ニューズウィーク』誌が「百まで生きる」という大きな特集を組んでいました。その内容は、今後医療技術はますます発達する。そのうえさらに人々が生活環境の改善、とりわけ食生活に気をつけ、もっと積極的にからだを動かすようになれば、二十一世紀末には、百歳まで生きるのは特別のことではなくなるというものです。医学的な裏付け取材も、それなりにしっかりとされていて、「なるほど、その可能性もなくはないな」と思わせる記事でした。

ただ、この特集を読んでいて、どうも釈然としない気持ちが残りました。「記事の示唆するようにやって、ぼくもひとつ長生きしてみようか」とは、素直に思えなかったのです。

なにがどう引っかかったのか、つらつらと考えてみました。それで気づいたのが、この記事には、「長生きするのがなぜいいのか」という根っこの部分に対する問いかけが、きれいに抜け落ちていることです。無前提無条件に「百歳まで生きることはすばらしい」とし、話はそこからはじまり、けっきょく健康ハウツー記事の域を出ていないのです。

しかしそれにしても、このところの『ニューズウィーク』誌はどうなってしまったのでしょう。この企画の前には、子どもの心身の発達にこだわった大特集を三、四週も続けたり、人間サイボーグを肯定的に大きく取り上げたり、まるで健康雑誌の趣です。

ぼくは、世界各地で起きているできごとに対する、アメリカ人の見方、考え方を知りたいためにこの雑誌を長年購読してきたのであって、「頭のいい子の育て方」や「長生きの仕方」などを期待しているわけではありません。

まあ、それはともかく。このあたりで一度立ち止まり、「長寿」のもつ本質的な意味について、じっくりと考えてみることも必要なのではないでしょうか。

おそらく多くの人々は、経済的な心配なく、家族からも大切にされて元気で長生きできれば、と思っているのでしょう。しかし現実には、なかなかそんなうまい具合にはいきません。からだのあちこちにはがたがきて、年金だけでは心もとなく、子どもとの同居もなにかと気詰まり……。

誤解のないようにお断りしておきますが、ぼくはなにも、そんな状況だから早死にしたほうがいいと言いたいわけではありません。長生き、それはそれでけっこうなことです。ただ、その前に、「老いとはなにか」、また「長生きしてどうするのか」といった議論もちゃんとしてほしい。長寿それ自体が目的化され、生命体として生きながらえることに大きな価値を付加しすぎているのではないか。そんな風潮に危惧《きぐ》の念を抱いているのです。

ぼくがそんなふうに考えるのは、以前、医療現場で働いていたことと関係があるかもしれません。現代医学では「患者を少しでも長く生きさせるのが善」とされ、そのためには力ずくで心臓や肺を動かしたり、「老い」にともなう身体的な衰えさえも強引に「病気」、すなわち治療対象としてしまいます。そんな場面をいやというほど見てきて、現代医学のありように疑問をもっているからだと思います。

現代医学はこれまで、たしかに赫々《かくかく》たる成果を上げてきました。そしていまも、大きな力を持ち続けています。そのことを人類は誇りにしていいのだと思います。しかしだからといって、生命体としての自然の流れ——生老病死という自然の流れまで変えられると思うのは僭越《せんえつ》を通り越して傲慢《ごうまん》というものでしょう。身も蓋《ふた》もない言い方を許していただくなら、「どんなにがんばったところで、人はけっきょくは死んじゃう」、不老不死なんてありえないのです。

現代科学技術を駆使した「華々しい」開発のつけが、いま地球上のあちこちに散乱し、深刻な問題になっています。

「百まで生きる（のが善）」というスタンスを取り続けるなら、人間のからだのなかにも同じようなことが起きてしまうのではないか。そんな気がしてならないのです。

町医者論

お医者さんたちに元気がない、と言うか、ゆとりがなくなっているような気がします。ひと昔前までの、良くも悪くも「お医者さま」的な鷹揚《おうよう》さが感じられないのです。どうしてそうなのか、つらつら考えてみたのですが、どうやらそれが、ここ十数年ほどの医療技術の急速な進歩と無縁でないらしいことに思い至りました。

技術革新によって、それまでただ手をこまねいているしかなかった病気に対しても、なんらかのアプローチはできるようになりました。そのこと自体は基本的に歓迎すべきことなのでしょう。建て前としては、そうです。

しかし、現実のお医者さんたちの姿を見ていると、最新の医学知識や医療技術を取り入れることに追いまくられ、ひたすら疲れているように見えます。さらに悲しいことには、そんな彼らの努力も、期待していたほどには患者さんの助けにはなっていない。治りにくい病気は、やはり治りにくいままです。なまじな「進歩」が、お医者さんに負担だけを強いた格好です。とりわけ、個人開業医、いわゆる町医者の先生方がその重圧を感じているように見えます。

町医者の日常診療行為は、おじいちゃんやおばあちゃんの血圧を測ったり、下痢止めや風邪《かぜ》薬を処方したり、しごく地味なものです。そして、それが本来あるべき姿だと思うのですが、そうは思ってくれない患者さんも少なくありません。「この医院にはCTもないのですか」と不満顔でつぶやく人が必ずいるのです。CTという医療器械はだいたい人口一〇万人に一台あれば十分だと試算されています。にもかかわらず、小規模な個人医院にもそれが設備されているのがいいことだと考えてしまうのです。

もちろん、そういった患者さんが、CTのなんたるかを正確に把握しているわけではありません。その人の言う「CT」とは、最新医療技術の象徴としてのそれなのです。だから、よけいに始末が悪い。お医者さんも、「やっぱり町医者は時代遅れだ」、「あちらのクリニックにはあるのに」などと言われたくなくて、無理して重装備することになってしまうのです。

だが、装備してもほんとうの需要はそれほどありません。そのために必要もない検査をしてランニングコストを確保しようとする……。そう、けっきょく患者さんにとっても、いいことはなにもないのです。

昨今、医療機関の経営悪化が取り沙汰されていますが、その原因のひとつに、こうした過剰な設備投資による負担があります。そのことを知りながら、それでも「生き残る」ために、強迫的な拡充競争をしてしまうところに問題の根の深さが感じられてなりません。しかしまあ、悲観的な話ばかりしていても仕方ありません。なんとか出口を探ってみましょう。

まず手を付けなければならないのは、町医者本来の姿を、もう一度しっかりイメージし直す、医師の役割分担をはっきりとさせることでしょう。日常的なちょっとした心身の不調や症状の安定した病気は町医者が診る。入院や手術が必要な状態になれば、その患者さんは設備の整った大きな病院が引き受ける。言い方を換えれば、大学病院の待合室に、たんなる風邪っぴきの患者さんがたくさん座っているという現状を改善しなくてはならないということです。そんなことはずっと以前から指摘されています。しかし、医療機関、行政、また患者サイドの思惑がいろいろとからみ合い、なかなかそういった方向に向かっていこうとはしていないのが実状です。しかし、そろそろタイムリミット、本気で役割分担をすべき時期に来ているような気がします。

たとえばアメリカのように、「家庭医」を「専門医」として制度化するというのもひとつの方法でしょう。地域に根ざし、赤ん坊からおばあちゃんまで、幅広い範囲の病気の相談にいつでものってくれるスペシャリストをシステムとして作るのです。そのためには医学教育もからみ時間がかかりすぎると言うのであれば、とりあえず志を同じくするお医者さんが何人か集まり、グループで診療をするという手も考えられます。それぞれの得意分野を生かし、役割を分担するのです。どういう形にせよ、なんらかのアクションを起こすことが必要でしょう。

ここまで縷々《るる》述べてきたように、これからの町医者は「最新」にこだわる方向に行くべきではないということはおわかりいただけたでしょう。むしろその逆、いかに軽装備にするか、生身の人間同士がいかにゆったりとした気持ちで相対せるかということがとても重要になってくるのだと思います。実際すでに、いくつかの医療機関では、そういった方向性が模索されています。たとえば、最適の病室面積やベッド間隔はどれくらいなのか、トイレの使い勝手はどうか、照明やカラーリングは適切かといった患者サイドに立った検討。さらには、もう一歩踏み込み、患者さんが精神的な充足をも得られるためにはどうすればいいのか考慮するといったことです。

このような試みは、もちろん評価されてしかるべきです。ただ、これらの多くは、いつも建築コストとのせめぎ合いを強いられます。そうしたほうがいいとわかっていても、とてもそこまで手が回らないというのが実状でしょう。現実はなかなか厳しいのです。そしてぼくに、この閉塞《へいそく》状況を打開するとっておきのアイディアがあるわけでは、残念ながらありません。ただ、抽象的な物言いで許してもらえるなら、つぎのようには言うことができると思います。

利便性からは少しはずれた曖昧《あいまい》な空間、人が遊び心をもって楽しめ、思わず笑いがこぼれてしまうような空間を作ることが大切。人の病は、薬や手術だけでなく、人間らしい刺激によって回復していくという面をもっているからです。

男の更年期

ぼくはいま五五歳ですが、ここ数年、からだの調子があまりよいとは言えません。と言っても、具体的にどこが痛いとか辛い、病気をしているということではありません。いつもなんとなく「もうひとつだな」と感じているのです。

日々の生活はとても不規則で、食事内容にも無頓着。それでいて、お酒だけは毎日欠かさずタバコもぱかぱかぱか吸う。積極的にからだを動かすこともしていません。

そんな不摂生状態にあるぼくが、「どうして体調が優れないのだろう」などとつぶやくと、真面目に健康を考えている人たちから「当たり前じゃないか」と叱られ、ぶたれてしまいそうです。おっしゃるとおり、自らの不摂生が不調の一因だということは十二分に認識しています。ただ、同じ年代の飲み友だちと話していて、ぼくと同じように感じている人がけっこう多いのも、また事実なのです。彼らの多くは、お酒こそ多少は飲みますが、その他の面ではぼくなどとまったく違っています。日常生活のリズムはしっかりコントロールし、食事への気配りや健康スポーツも欠かしません。にもかかわらず、彼らも「もうひとつ」感をもっているのです。

歳をとるとともに、生理機能は衰え、からだのあちこちにがたがきます。五〇歳前後というのは、「若い」とは言えませんが、まだ「老い」には時間がある年齢です。女性ではその年代を「更年期」と呼んでいます。そして、はっきりした病気があるわけでもないのに、心身の不調が続くことが問題とされてきました。たとえば、手足の冷えや頭ののぼせ、めまい、からだがだるい、わけもなくいらいらしてしまう……といった状態です。

五〇歳前後の男性、世のおとーさん方の心身の変調も、基本的にはおかーさん方のそれと同じなのではないか(もちろん女性のように、閉経といったはっきりした目印はなく、症状も比較的軽いのですが)。ぼくは、自分のからだの反応、また同輩諸氏の話を聞きながら、そんなふうに考えるようになったのです。

それで以前、『実録・ぼくの更年期』(光文社文庫)という本を上梓《じょうし》しました。ちょうど五〇歳を超えたばかりのころの自分自身をモデルに「男の更年期」を検証してみようという気になったのです。自覚症状からはじまり、人間ドック、脳ドック、心理分析、そして体力測定など、頭のてっぺんからつま先まで、ことこまかにチェックした結果をもとに、一冊の本を書いたというわけです。

で、この本を書き終えての感想です。更年期という名前をかぶせることが医学的に妥当かどうかはべつにして、五〇前後の男性諸氏には、いわゆる病気でも老いでもない、一種独特の心身の変調があることは、やはりたしかなような気がします。そしてその変調は、「若さ」から「老い」へとからだが組み替わることによって生理的に生じる「きしみ」といった感じのものです。

つまりこのきしみは、ごく自然な生理現象で、ある期間経てば自然と収まり、穏やかな「老い」へと移行するはずです。それを、生理ではなく病気ととらえ、無理やり抑えつけようとすると、ベクトルはむしろ好ましくない方向に向かってしまうような気がします。

漠然とした心身の不調を感じられている世の中のおとーさん方に、「大丈夫です、ご同輩。いまはしのぎの時期。きっと時が解決します」とエールを送っておきたいと思います。

性転換手術で、困った

性同一性障害という「病気」があります。生物学的にははっきりと男性か女性のからだをもっている。そして、どちらの性に属しているかをちゃんと自覚している。にもかかわらず、人格的には生物学的な性とはべつの性に属すと本人が確信している状態のことです。患者は自分の生物学的性に強い違和感をもち、ときには自傷行為によって、たとえば睾丸《こうがん》や乳房を傷つけることもあるようです。

どうしてそのような思いを抱くのか、原因ははっきりしていません。数万人に一人ぐらいの発症頻度と推定されていますから、わが国でも二万人前後の人が、この性同一性障害に悩まされているという計算になります。けっこうな数です。

ぼくはエイズの取材をかなり長いこと続けてきたこともあって、男性同性愛者の人たちにたくさん知り合いがいます。ふだんはごく当たり前の男性として社会生活を営み、週末になると新宿二丁目あたりのゲイバーでパートナーを求めている人たち、からだは男性のままですが、心や仕草、しゃべり方は女性より女性っぽいという人たち。彼（彼女？）らの多くは個人的に、また営業的に女装した経験をもっているようです。女性ホルモンを使って、少しでも女らしくなりたいと望んでいる人も少なくありません。さらには、ペニスを取ってしまった人もいます。いまから三十数年ほど前、男性三人に性転換手術をした医師が優生保護法（現、母体保護法）違反で有罪判決を受け、それ以降、手術はタブー視されてきたわけですから、たぶん外国でか、闇で手術を受けたのでしょう。

彼らと付き合っていて、彼らが自分の性に対して違和感を抱いていることは、理屈としては理解できるのですが、実感はできません。「女性ホルモンを使いたい」と何度か相談されたこともありますが、その都度、「現在のままで十分魅力的だから」と、むしろホルモン剤の使用を止めてきました。

一九九八年一〇月、埼玉医大ではじめての性転換手術が行われました。患者は性同一性障害に悩んできた三〇歳代の女性で、とりあえず子宮と卵巣を摘出し、尿道の延長、そして半年後、患者本人の皮膚組織などを使って男性器を作るという治療スケジュールになっていたようです。

この手術については、同医大の倫理委員会、日本精神神経学会もその妥当性を認めています。そして、世の識者諸氏の意見も、おおむね「よいことではないか」という方向のようです。ぼくも、意見を求められれば、つぎのように答えると思います。

セックス（生物学的な性）とジェンダー（社会、文化的性）が必ずしも一致しないことがありえます。そして、そんな彼ら彼女らが生きやすい社会になればいいと願っています。この手術は、その第一歩として評価されるべきでしょう。

ただ、正直な思いを言えば、ぼくはこの手術に、なにかもやもやと割り切れなさを感じているのです。それはたぶん、先ほど話した女性ホルモン使用に対する抵抗感と、どこか通じる気持ちなのだと思います。で、その正体はなにか……これが、よくわかりません。

「もっともらしいことを言っているが、けっきょくゲイのほんとうの苦しみをわかっていないからだ」と言われれば、「そういうことかもしれません」と首をうなだれるほかありません。しかし、「性」ってなんなんでしょう。考えれば考えるほど泥沼です。いや、困りました。

ボン・ボヤージュ

ここ数年、ぼくは水産大学校の練習船、耕洋丸《こうようまる》で、何度か南太平洋の遠洋航海に出かけています。突然、船乗りになったわけではありません。この船に船医として乗船しているのです。

船の大きさは二〇〇〇トンほど、スタッフと学生合わせて、一〇〇人ほどが乗り組んでいます。彼らの多くは屈強な若者たちですから、船医の仕事といっても、日に二、三人、風邪を引いたとか、指を少し切ったとか、水虫の治療をするといった程度のこと。長い間医療現場を離れていたペーパー・ドクター状態のぼくでも、いまのところなんとかこなせています。

「まあ、ドクターは保険です。医者が乗っているというだけで安心感がありますから」ということなのでしょう。

そんな日常ですから、これまで読めなかった大部の本をじっくり読んだり、ぼーっと海を眺めていたり、スタッフとお酒を飲んだり……じつに優雅な船旅を楽しんでいます。

ただ、ひとつだけ、少々悩ましいことがあります。船酔いです。ぼくのそれではありません。どういうわけか元来ぼくは船に強く、少々の揺れでは酔いません。船上生活が日常であるスタッフはもちろん大丈夫です。問題は、一部の学生たちの船酔いなのです。

日ごろ経験しないような動揺がからだに加わると、その刺激が前庭や三半規管に作用し、自律神経系の働きがおかしくなります。その結果、顔面蒼白《そうはく》、冷や汗、めまい、嘔吐《おうと》、生つば……といった、乗り物酔い特有の症状が出ることになるわけです。

学生の中にも乗船当初船酔いに悩まされる者もいます。しかし、そのほとんどは、二、三日もすれば揺れに順応し、元気に実習をこなしています。ただ、ひとりかふたりは、どうしてもうまく順応できない学生がいるのです。薬もあまり効果なく、しょっちゅうゲーゲー吐いている状態で、食欲もほとんどありません。当然、力も出ず、げんなりとしています。おそらく軽い揺れでもすぐに酔ってしまう「動揺病素因」（健康人の一～五パーセント。一般に女性に多い）をもっているのでしょう。

そうなると、残された選択肢は途中下船。ただ、彼らの場合、話はそう簡単ではありません。なぜなら、水産大学校の学生は将来船に乗ることを仕事にするため、その訓練のために練習船に乗ってきているからです。

船乗りとしての「適性なし」と判断することはできます。ただ、この遠洋航海を終えれば卒業というところまできて、そう宣言されるのも辛い話です。単位も不足になります。はてさて、どうしたものか……現在、担当教官らと検討中です。

また、精神的な問題から下船を望んでいる学生もいるようです（まあ、三ヵ月も狭い船内で暮らすわけですから、誰もが多少の悩みは抱えて当然なのですが）。しかし、そのことを自分から言い出せず、ひどい船酔い症状を訴えてくるわけです。これも「詐病」と指摘することはそれほどむずかしくありません。ただ、海の上で退路を断ってしまうと、かなりややこしいこと、たとえば夜中に海に飛び込んでしまう、といった行動をとる可能性もなくはありません。

ふつうの職場では、船酔いこそないでしょうが、病気や精神的ストレスを介在した、似たようなシチュエーションがあるはずです。そんなとき大切なのは、結論を焦らないこと、じっくりと腰を据えて話を聞き、気長に見守ってあげることだとぼくは思っています。

まあ、そんなこともありますが、船旅はじつに爽快《そうかい》です。なにかとストレスの多い現代社会、たまには大海原を眺めて過ごすことでも考えてみてはいかがでしょうか。

ボン・ボヤージュ。

第二章　気になる病院の医療事情

カルテはどんどん見せてしまおう

患者さんの診療記録――カルテや検査データなどを開示すべきだという動きが活発です。従前から活動していた患者・市民団体に加え、「医療記録の開示をすすめる医師の会」も結成され、合同のシンポジウムが開かれました。医者と患者が同じ土俵で議論する素地が、やっとできあがったというわけです。

しかしそれにしても、お医者さんはなぜカルテを開示したがらないのでしょう。カルテには患者さんの心身に関する情報が記載されているわけですから、本人がその内容を知っておいて当然。ぼくなどは単純にそう思います。

非開示の理由として、お医者さんがまずあげるのが、患者さんのプライバシー保護ということです。たしかに、カルテは究極のプライバシーです。だから、軽々《けいけい》に人に見せるわけにはいかない。それはわかります。しかし、当の患者本人がぜひ見たいという場合、それを拒否する論拠はどこにもないような気がします。

あるいは、こういう言い方をするお医者さんがいるかもしれません。「たとえば、その患者さんが不治の病に冒されているようなとき、カルテを見せることによっていくつかやっかいな問題が生じる恐れがある」と。たしかに、がん告知に象徴されるインフォームド・コンセント（説明と同意）がまだ定着しているとはいいがたいこの国の現状では、そういう事態も予測できます。しかしそれは、お医者さんがちゃんと引き受け、しかるべき対応をしなければならない過渡的リスクではないでしょうか。

　お医者さんはたしかに医学の専門家です。病気に関する知識をたくさんもっています。しかしだからといって、患者さんの人生すべてを背負えるわけではありません。重要な判断は患者さん自身にまかせる。そして、そのときアドバイザーの役割を担う。それしかできないし、それでいいのではないかと思っています。

　こんなふうに考えてくると、ますますカルテ非開示の理由は見あたらなくなります。で、けっきょく「医者は情報独占によってその権威を守り、密室性を保つためにカルテを見せない」という、いささか手垢《てあか》のついた批判を投げつけるしかなくなってしまう。それはお互いにとって不幸なことでしょう。

　あるいはもっと単純に、自分の行っている医療行為の内容に自信がないもんだから、なんだかだ、もっともらしいことを言い繕ってカルテを「出さない」、じゃなくて「出せない」と勘ぐられても仕方ありません。

　権威なんて、どうでもいい。とりわけ、形骸化《けいがいか》したそれを必死に守ろうとすることに、どれだけの意味があるというのでしょうか。

「見せちゃえ、どーんと見せちゃえ。減るもんじゃなし」

まあ、そんな品のない憎まれ口はともかく、これまで腰の重かった医師たちが、まだ少数とはいえ、自らカルテ開示を推し進めようとする動きを見せはじめているのです。これは歓迎すべき事態。エールを送っておきたいと思います。

もっと、医者と患者の対話をしよう

仕事柄、いわゆる資料図書として、お医者さんの書いた本をよく読みます。それで、「なるほど」と啓発されれば読みがいもあるのですが、そうした本はむしろ少数。ひとりよがりで、「まったく、なに考えてるのかね」と感じる本（人のことは言えないかもしれませんけど）のほうが多いような気がします。

そんななか、最近久々に大納得する本に出会いました。"The Lost Art of Healing"。邦訳としては、『治せる医師・治せない医師』、『医師はなぜ治せないのか』の二分冊になって発行されています。著者は、心臓病学の第一人者として長年アメリカの医療最前線をリードしてきたバーナード・ラウン博士です。彼は一九八五年、核戦争防止国際医師会議の代表としてノーベル平和賞を受賞しています。あるいは、ご存じの方もいらっしゃるかもしれませんね。

世界最高水準にある現代アメリカ医療、その権威がどんなことを書いているのかと思って読みはじめたのですが、しょっぱなから、いかにいまのアメリカの医師が患者さんに信頼されなくなっているかと慨嘆しているのです。そして、「どうしてそうなってしまったのか」を考えていくわけですが、彼の批判する現代アメリカ医療構造の問題点が、まるっきりわが国のそれと同じことに驚かされます。

日本のお医者さん批判をするとき、マスコミではよく「アメリカの医師に比べ云《うん》云《ぬん》」という言い方をします。ぼくも何度か彼の地の病院やお医者さんを取材したことがあり、その手を使ったことがあります。ある面で、アメリカ医療に学ぶところがあることはたしかです。しかし、この本を読んで、「けっきょく、ぼくは表層しか見えていなかったんだな」と反省させられた次第です。

それはともかく、ラウン博士のようなキャリアをもつお医者さんの、「無限の可能性があるように思われている科学も、人間を対象にしたときは必ず限界がある。いかに医学的知識が深まっても、未知の部分は残る。医学は死をなくすことはできないし、老化を防ぐこともできない……患者さんは現代医学にあまり大きな期待をもつべきでない」という意味の発言にはずっしりとした重みがあります。

お医者さんのできることは、患者さんの苦痛をできるだけ緩和し、病気の悪化を遅らせる努力をすることであって、「奇跡の治療法で病気を治す」ことではないのです。それなのに相変わらず、お医者さんは全能幻想を振りまき、患者さんはその言葉に幻惑されているように見えます。そんな状態が続くかぎり、可能なはずの苦痛の緩和、病気の悪化を遅らせることさえむずかしいでしょう。

彼はこの本で、「だから現代医療はだめで、医者も信用できない。患者さんもあきらめなさい」と言おうとしているわけではありません。限界を自覚し、医療行為の根幹である医者と患者の相互信頼関係を築くという部分に立ち戻る時期に来ているのではないかと警鐘を鳴らしているのです。そしてそのためにはまず、医者と患者が「問診」を通して、もっともっと対話することが必要だと言いたいわけです。

最新医療機器の存在ばかりが強調されるいまの病院で、もっとも欠けているのが、道具もなにもいらない診療行為の基礎である「問診」というのは、なんとも皮肉な話です。

まだ、捨てたものじゃない

このところ、なぜか中国づいています。先だっても、北京の少し南にある天津《てんしん》という街に行ってきました。天津飯や天津甘栗を食べるためではありません(現地では、そんなものはないと言われました)。日本の心臓外科医が「天津胸科醫院(日本流に言えば、胸部疾患センター)」で冠動脈のバイパス手術をするという話を聞き、なにやら面白そうだと同行取材させてもらったのです。

東洋医学の本家中国でも最近、積極的に心臓外科手術が行われるようになっています。しかし、その多くは心臓弁の手術、より細かいテクニックを必要とする心臓バイパス手術はまだ手探り状態です。それで、日本からの専門医招聘《しょうへい》という話になったわけです。

日本からの医療チームは、心臓外科医と麻酔医、それに看護婦さんの三人です。みんなまだ四〇歳前の若い人たちですが、その技術はかなり高いレベルにあるものでした。心臓外科には門外漢のぼくにも、それを十分に感じ取ることができたのです。そして実際、彼らは天津に滞在した四日間で六例のバイパス手術を行い、そのすべてを成功させ、中国のスタッフから掛け値なしの賞賛を浴びていました。三本ある冠動脈のすべてが詰まっていて、全身状態もかなり悪く、もう一度発作を起こせばアウトという状態の七六歳のおばあさんの手術がうまくいったときなどは、みんなが握手を求めてきたほどです。

天津胸科醫院は現地ではトップクラスの西洋医学病院という話でしたが、手術室の設備はまだかなり貧弱ですし、器具の多くは旧式のものです。そんななか、言葉の通じない中国人医療スタッフに技術指導をしつつ、むずかしい手術を実施、それを成功させる。なかなかたいしたものだと素直に思いました。しかも彼らは無報酬で、有給休暇を使って天津までやってきているのです。

「ぼくは中国が好きなんですよ。何かお役に立てればと思って」

心臓外科医Nさんのこの言葉を、日本で権威にすがり、足の引っ張り合いばかりしているお医者さんたちはどのように聞くのか興味があります。

またこの取材中、ぼくは「天津中醫学院」という東洋医学を学ぶ医学校（五年制大学）も見学させてもらいました。その折偶然に、付属病院の鍼《はり》治療室で、元気のいい日本の若い女性に出会ったのです。彼女は日本の鍼灸《しんきゅう》大学を卒業した後、この中醫学院に留学中とのことでした。そして彼女の紹介で、現在同じ学院で学んでいる五人の日本人留学生たちと、一晩ゆっくり話をすることができました。

いまなぜ、東洋医学なのか。彼らが天津での留学生活を選択した理由はいろいろでしたが、日本の漢方や鍼灸治療を、正式な学問体系として世間に認知させたいという思いは、みなに共通していました。日本の東洋医学界も西洋医学界同様、どうやら旧態依然とした体質をもっているようです。

「先輩たちがもっている、医師（西洋医）の下請け的な意識を払拭《ふっしょく》したいんです」

西洋医学分野、また東洋医学分野にも、こうした熱い思いを抱いている若者たちがいるのなら、まだまだ世の中捨てたものじゃないかもしれません。彼らが、閉塞《へいそく》状況に陥っているわが国の医療に風穴を開けてくれるのではあるまいか。そんな期待をしながら、天津の街で、ほかほかの饅頭《まんじゅう》を食べたのでした。

公的介護保険は大丈夫なのか

　長生きはしたいが、呆けたり寝たきりになってしまったらヤバイかな。多くの人がそんな不安を抱えているようです。ぼくなどは、そうなる前に、さっさとこの世からオサラバしようと決めていますが、人生なかなかままならないこともまた、身にしみてわかっていて、なにやら微妙な心持ちです。

　一九九六年四月、厚生大臣（当時）の諮問機関である老人保健福祉審議会が公的介護保険制度についての最終報告案をまとめました。高齢化の一途をたどるこの国ではいま、お年寄りの四割近くが、亡くなる前に半年以上寝たきりの状態になり、誰かの介護を必要とすると言います。その介護負担を家族だけで背負い込むのは物理的にも経済的にも無理。なんらかの形で社会全体が支えていかなければなりません。では、どうすればいいのか。その問題を解決するための青写真を示したわけです。

　被保険者の年齢制限、給付主体など、答申にはいくつかのポイントがあります。なかでももっとも問題になっているのが、二〇〇〇年の時点で五兆円近く必要とされる介護費用負担のあり方についてです。答申では、介護を受ける本人が一割を自己負担、残り九割の半分を国と地方自治体による公費負担、つまり税金。そして、あとの半分を二〇歳以上の国民全員に保険料のような形で負担してもらう(当初は月二〇〇〇円程度)というものです。細かい点でいくつか引っかかるところはありますが、現実的には、まあそうするしかないのかな、とは思います。

で、お金のことはもちろん大切なのですが、ぼくは少しべつのところ、システムができても、はたしてそれがうまく機能するのかどうかのほうが、むしろ気になっています。そのいちばんの理由は、介護マンパワーの圧倒的不足という現実です。長年、病院の内情を見てきて、そのむずかしさを痛感しているのです。この人員確保(養成も含めて)が、ほんとうにできるのでしょうか。

このたび提示された公的介護保険制度では、深夜や早朝の訪問をも含めた二四時間対応の在宅介護サービスを想定しています。それでいて、その体制を保証する人員の確保についてはあやふやなままです。すでに先行して介護サービスの実践を行っているある自治体の担当者は、「もし国の基準でやるなら、サービスを減らさなければならないでしょう」と話しています。形だけもっともらしくなって、中身がともなわない。お役人の得意な、いつもの伝のような印象を受けます。またぞろ矛盾続出。老人保健法と同じように収拾のつかないことになってしまうのではないでしょうか。

グランド・デザインというと少々おおげさですが、どのような社会を目指すのかという原理原則(それは融通の利かない硬直したものではなく、ものごとを考えるときの出発点になるという意味です)を確認すること。そして、そのなかで老人福祉をどう位置づけるのか。そういった基本的な作業がいま、なにより求められているような気がしてなりません。逆に言えば、そこさえしっかりしていれば、自ずと進む方向は定まるでしょう。また、現実にいろんな齟齬《そご》をきたしたようなときにも、軌道修正しやすいはずです。お役人には、ぜひともしっかりやっていただきたいと思います。

しかし考えてみれば、こういったことはお役人というより政治家の仕事かもしれませんね。で、その政治家先生方は……。やはり、本気で早死にすることを考えたほうがいいかもしれません。

＊

二〇〇〇年四月から介護保険が実施されました。

介護度認定のもたつき、保険料の地域格差、悪質業者の出現など、さまざまな問題が出てきています。しかし、これらはある程度、事前に予想できたこと。よたよたしながらも、なんとかスタートは切れたようです。

なにとぞ、実のある制度として定着せんことを。

血液製剤の怖さ

血友病患者に大量のエイズ感染を引き起こした非加熱血液製剤が、他の病気の患者にもかなりの量使われていることが明らかになりました（当時の厚生省の調べによると全国二四四五施設）。たとえば、肝硬変にともなう出血傾向の治療や、新生児出血、未熟児の肺、脳内出血の予防などでの使用がそれです。しかし、その詳細については、一〇年以上が経過していて、どんな患者にどのくらいの量使用されたのか、不明な点が多いようです。医療カルテの保存義務は五年、それ以上経過したものは保管スペースなどの問題もあり、廃棄される場合が多いからです。それに、もし非加熱製剤を使用した患者を特定できても、退院後に住所を変えているケースも少なくなく、追跡調査は困難をきわめているのです。

まったく難儀な事態になってしまったものです。ただ、これらのケースでは血友病治療ほどの長期連用はしていないため、感染割合は血友病よりは低いと見込まれています。それだけが救いと言えば救いです。その見込みが間違っていないことを祈るしかありません。

しかしそれにしても、血友病の薬が、なにゆえそんな広範囲に使用されたのか、少し調べてみましたが、どうやらこういう話のようです。

一九七七年に肝硬変のため肝機能がひどく悪くなった患者さんがいました。彼は血液凝固機能も低下し、全身あちこちに内出血を起こしていました。その患者に件《くだん》の非加熱製剤を使用したところ、症状の改善をみた。で、担当医はこの症例を学会で発表。それが契機になって、あちこちの病院で肝硬変患者に血液製剤が投与されるようになったというわけです。また、この学会発表を販売促進のチャンスと見なした製薬会社によって、その広がりは全国規模になっていったのです。新生児や未熟児への使用も、これとよく似たパターンです。

血友病治療剤だから他の病気に使ってはならないということはありません。症状改善効果があるなら、応用的に使用することは十分に考えられることです。ただその際、使用する薬剤については十分な検討をすべきであることは言うまでもありません。たんに、「使った、治った、だから薬が効いた、また使う」、そんな安直な使い方ではやはりまずいでしょう。この問題で、「血液製剤が専門でない臨床医を責めるのは酷だ」という論評が出ていました。しかし、これは話が逆。専門領域以外のものを使用するからこそ、よりいっそうの慎重さが要求されると考えるべきなのではないでしょうか。

それにどうも、この国のお医者さんは、血友病治療薬だけでなく、血液から作られた製剤、たとえば血清グロブリンやアルブミンといった製剤をけっこう頻繁に使う傾向があります。その理由のひとつは、これらの製剤がよく効くためですが、それ以外にも血液製剤はかなり高価で、病院収入にもつながってくるということもありそうです。

薬害エイズ裁判の和解勧告を製薬会社が受け入れるのかどうかが問題となっていたころ、内科医である友人が憤慨して電話をかけてきたことがあります。そんなデリケートな時期にもかかわらず、東京内科医会は、当該の製薬会社がスポンサーになっている「研究会」（と称する飲み食いの会）をスケジュール通りに実施しようとしていることに対しての憤りです。彼は何人かの医者に抗議の意思を示すよう働きかけてみたようですが、反応は鈍いものだったそうです。けっきょく彼はその会を欠席し、欠席理由を書いて送りつけることしかできなかったと言います。

医者と製薬会社とのもたれ合いの構造は、そのまま薬害を生む温床となりえます。お医者さんには、製薬会社まかせというぬるま湯から抜け出してほしい。受け持ち患者の顔を思い浮かべ、ぜひともそうしていただきたいと望んでいます。

弱者切り捨ての衛生行政

この国の医療関係者の薬剤管理はかなりルーズで、そのことが過去何度となく繰り返された薬害につながっています。ここでは、薬というものに、もっとも通じているはずの彼ら専門家が、なぜそんないい加減な態度に終始してきたのか、その理由を考えてみたいと思います。

まずはじめに指摘しておきたいのは、「薬は基本的に毒物で、副作用はいつでも起こりうる」という認識が、わが専門家諸氏に希薄なことです。だから、副作用対策はちゃんとできていないし、いったん起きてしまうと慌てふためき、対応が後手後手に回って被害を大きくしてしまうのです。

この認識の甘さの背景には、日本製の薬があまり効かないという事実があります。効かない薬は副作用も少ない（効く薬にはある程度の副作用は付き物）。それで彼らは、どこかたかをくくり続けてきた節があるのです。

もうひとつ問題なのは、じつは、医者が薬のことをあまりよく知らないという現実です。それは、彼らの不勉強というより（そういう面もなくはないのですが）、医学教育の問題としてとらえるべきかもしれません。

医学部では薬理学という講義があります。しかし、その単位数は少なく、基礎の基礎を学べばそれで時間切れになるのがふつうです。したがって、卒業してからあらためて薬について勉強することになるわけですが、その多くは学問的に系統だったものにはなりません。先輩医師の真似《まね》をして、「こういう症状のときには、この薬を処方する」というレベル。自分の処方している薬がどのような化学構造式で、生体にどのように作用するのかといった基本的なチェックをするということには、なかなかならないのです。

そこに、製薬会社のつけ込む大きなすきがあります。たとえば、新薬のパンフレットに少々過大な評価を書き連ねたとしても、医者はあまり疑いを抱きません。副作用に関しても、「この薬は心配ない」という営業マンの言葉を簡単に信じてくれるのです。こんな状態では、薬にまつわるトラブルが発生しないほうが、むしろ不思議です。そして、こういった情けない構図は、なにも薬だけにはかぎりません。医療機器や臨床検査についても、同様のことが言えるのです。

この国の衛生行政の主眼は、戦前までは強い兵隊を、戦後は黙々と働く企業戦士を確保することに置かれてきました。そこから落ちこぼれる人間が出てくることは、はなから織り込み済み。そして、弱者は「救済」ではなく、「切り捨て」の対象となる。それが彼らの基本的な論理であり、倫理でもあったのです。

あの薬害エイズ事件では、さすがの彼らも多少は懲りたのではないでしょうか。そうであってほしいと期待はしています。しかし、骨の髄までしみ込んだ弱いものいじめの体質が、そう簡単に変わるとも思えません。当面ぼくたちは、「自分の命は自ら守るしかない」と思い定めつつ、彼らの言動に油断なく目を光らせておく必要がありそうです。

安楽死もどき

京都府の町立病院の医師が、がんの末期患者に致死的薬物を投与し、死に至らしめたとして、殺人容疑に問われたことがあります。

死亡した患者は四〇歳代後半の男性。胃がんと診断され、胃の摘出手術を受けています。しかし当時すでにがんはかなり進行しており、病状はしだいに悪化の一途をたどりました。そして、臨終間近い昏睡状態に陥ったとき、激しい痙攣《けいれん》発作を起こしたのです。そのときベッドサイドにいた医師が筋弛《きんし》緩《かん》剤を静脈注射し、数分後に患者は死亡したというのがその経過概略です。筋弛緩剤というのは筋肉を瞬時に緩ませてしまう作用のある強力な薬で、医療現場では全身麻酔で気管内挿管をするとき以外、あまり使用されることはありません。そんな薬剤を注射し、患者の呼吸を止めてしまった医師の行為が法的に容認される「安楽死」なのか、たんに「殺人」なのかを判断しようというわけです。

一九九五年三月、東海大病院安楽死殺人事件の判決に際し、法的に責任を問わない（場合もある）安楽死として、横浜地裁はつぎの四要件を示しています。（一）死期が間近に迫っており、(二) 耐えがたい苦痛にさいなまれ、(三) それを取り除く手段がない。そして、(四) 患者本人が「そうしてほしい」と明確な意思表示をしていることです。そのうち、このケースでたしかに満たされているのは (一) だけ。(二) と (三) はあやふやで、もっとも基本的な要件となる (四) の「患者本人の意思確認」がなされた形跡はまったくありません。これでは、とても安楽死行為として是認されるということにはならないでしょう。安楽死もどきと言うしかありません。

法的な解釈はそういうことなのですが、この問題に関して、ぼくはべつのことが少少気になっています。

この注射をした医師は五八歳。長年その町立病院に勤務し、ここ一八年間は院長職を務めていました。つまり、地域医療に多大な貢献をしてきた人と言うことができるのです。そして実際、多くの患者やその家族からも慕われ、「赤ひげ」的な存在だったようです。さらには、たんに医療行為を実務的にこなしていただけではなく、人の死ということについても常日ごろから深く考え、末期がん患者の苦しみに対する自らの無力を嘆いていたという話です。言ってみれば、いわゆる良心的医師の部類に入る人だったわけです。

ぼくが気になっているのは、この「立派な」お医者さんが、観念的な世界で自分勝手に「わかってしまった」だけではなかったのか。現実的な終末期医療テクニックを本質的な問題ではないと軽視し、結果的に身体的苦痛緩和法の勉強が不足していたのではないかということです。医師を職業とする者は、患者が死にゆく状態を判断することはできます。しかし、死の執行の権限まで委《ゆだ》ねられているわけではありません。そんな決定権は患者本人以外誰にもないはずです。彼の言う「無力感」とは、あるいは「全能感」の裏返しではなかったのか、もう一度真摯《しんし》に問い直してほしいと思います。

このあたりの問題にたしかな答えはありません。そして、医学医療の可能性も限界をもつぶさに見てきた専門家としての医師に求められている役割は、なにかもっともらしい解答を示してみせることではなく、正解のない不安定な状態に耐えることのような気がします。

二十一世紀の患者心得

国民医療費は増え続けているにもかかわらず、バブル以後の不況で保険料収入は伸び悩み、医療保険の赤字財政は深刻の度を深めています。そんななか、医療保険制度の抜本的な改革について論議している医療保険審議会が中間報告をまとめました。

改革案の柱として、高齢化に対応した医療提供体制の確立、医療費に占める薬剤比率の引き下げ、世代間の負担の公平化といったことがあげられています。より具体的には、社会的入院の解消と平均在院日数の短縮。保険医に対する定年、定数制の導入。健康保険本人の自己負担を二割に引き上げ、老人の自己負担も一割ないし二割の定率制にする。また薬に関しては、医薬品の種類によって給付率に格差をもうけるといった提案です（二〇〇二年にはまたまた「改正」法案が提出され、七〇歳未満の人の医療費負担は三割に統一されました）。

まあ、とりあえずはもっともらしいのですが、この類《たぐい》の報告を読んでいつも感じることをまた思い出してしまいました。それは、「たんなる数字合わせ」――いくらお金が足りない。それをどこからひねり出してくるか。ただそれだけに終始しているということです。もちろん、制度破綻《はたん》まで行き着いてしまうだろう膨大な赤字はなんとか解消しなくてはならないでしょう。それはたしかです。しかし、そのことにしか目が行かず、「そもそもどんな医療体制を目指すのか」という根っこの部分が欠落しているのはやはりまずい。こんなやり方で、たとえ当面の数字合わせができたとしても、近い将来、また同じことの繰り返しになるのではないでしょうか。それにだいいち、理念なき数字合わせでは、既得権を侵される医師会や製薬会社の頑強な抵抗を打ち破ることはできません。そしてけっきょく、「取りやすいところから取る」、なし崩し的に患者の自己負担増という安直な決着になってくることは目に見えているのです。

この改革案に対し、世の良識的文化人諸氏は、受給医療水準の低下や貧富の差による医療格差を心配し、「もっと開かれた議論が必要」という常套句《じょうとうく》を口にしています。だが、こうした「正論」もまた、けっきょくは何も言っていないのと同じで、良識アリバイ作りのような気がしてならないのです。

では、お前に妙案があるのかと問われれば、恥ずかしながら、ありません。ただ、患者サイドに立つ人たちが、医療に対して今後どのような心構えをもてばいいのか、そのことについては多少思うところがあります。

二十一世紀に向けての患者心得――それは、自分のからだは自ら管理する、お上や医療関係者がなんとかしてくれるだろうという幻想は、きれいさっぱり捨て去るということです。だから、病気にならないように日々健康に気を配り、といった話をしたいわけではありません。むしろその逆です。どんなに気をつかっていても病気になるときにはなります。そして、その病気がうまく治ることもあれば、そうでないこともあります。腹をくくり、じたばたせずに自然の流れにまかせる部分がもっと必要だ、と言いたいのです。

少々乱暴なものの言い方かもしれません。しかしぼくは、世間の人々の健康願望の異様な強さ――なにか完璧な健康状態というものが存在し、それから少しでもはずれたから病気だと大騒ぎする（その結果たくさんの「病気」が作られ、膨大な医療費が必要となる）姿に、恐怖に近い感じを抱いているのです。「完全な」健康状態など、もともとありはしないのです。それに、歳をとれば、からだのどっかこっかは傷んできます。そして、七〇～八〇年生きれば、だいたい寿命が尽きて死んでしまう。それが人間の生理というものなのです。人々はなぜ、こうしたごく当たり前のことを受け入れることができなくなったのでしょう。このあたりの考察抜きに保険制度をいくらいじってみたところで、「改革」など、とてもできはしないと思っています。

准看護婦は必要か？

ぼくたちはふつう、白衣を着てナースキャップをかぶっている人を見ると、看護婦さんだと思います。それはそれで間違いではありませんが、正確な理解とも言えません。看護婦には正看護婦（以下、正看）と准看護婦（准看）の二種類あることはご存じでしょう。

正看は高校卒業後三年以上の看護教育を受けた後、国家試験に合格して取得する資格で、准看資格は中学卒業後二年間の教育を受け、都道府県知事から認定されるという違いがあります。平たく言えば、正看のほうが格上ということです。したがって、准看のほうが給料は安く、昇進への道もとても狭いものになっています。正看の中には「正看という言い方がそもそもおかしい。わたしたちは看護婦で、准看は看護婦ではない。いっしょにしてほしくない」とやや意地悪な発言をする人もいなくはありません。准看の「准」という字は「準」の俗字。看護婦「のようなもの」というわけです。

この准看制度が発足してから約五〇年、いくつかの問題点も明らかになってきました。当時の厚生省が准看の実態調査をしたのも、このあたりで准看制度の見直しが必要と考えているからです。

実際、現在の准看教育体制はとても貧弱です。たとえば総授業時間は正看の半分しかありませんし、専属の講師はひじょうに少なく、医学的な講義は医師会所属の医師が片手間に教えているのが実状です。さらには、准看資格を取得した後も「お礼奉公」という形でその医療機関で一定期間働くことを義務づけられていることに対しても、根強い批判があります。

こうした多くの問題点があるにもかかわらず今日まで准看制度が存続し続けてきたのは、医師会の抵抗によるものです。

町の開業医や小さな病院では、それほど高度な医療行為を行っているわけではありません。そんな現場で欲しい人手は、手際よく医者の補助的な作業を処理してくれるアシスタント。おおまかな医学知識はあったほうがいいが、それほど専門的な知識はいらない。そうしたニーズに准看が合致してきたのです。「正看護婦は理屈ばかり多くて働きおしみをする。その点准看は、黙ってよく働く。それにだいいち、正看は給料が高くて雇いきれない」という開業医たちの本音が、この制度を存続させてきたのです。

こうしたお医者さんたちの現場感覚がまったくわからないわけではありませんが、

ぼくも准看制度は廃止する頃合に来ているような気がしています。そして、准看の存在が必要だと思い込んでいる医師会の先生方には、ぜひとも頭を切り替えていただきたいと思っています。

たとえば、小規模の医療機関、とりわけベッドを持たない個人クリニックは三ちゃん医院体制にする。おとうちゃんがお医者さん、受付はおかあちゃん。そして、もろもろの雑用はアルバイトのおねえちゃんの三人でやっていく。それまで准看さんにまかせていた採血や注射、浣腸《かんちょう》などはお医者さんが自分でやるのです。「そんなことをしていると、診察する患者の数をこなせない」とおっしゃるかもしれません。しかし、もうそんな時代ではないでしょう。多少収入は減っても、少数の患者さんをじっくり診る。患者さんもそういった状態になることを望んでいるはずです。そして、設備は必要最低限度に抑え、いわゆる高度医療が必要なときは大きな病院に患者を紹介する。医療機関の役割分担をはっきりさせるのです。ぜひともご一考願いたいと思います。

で、准看制度がもし廃止されたとき、現在准看資格をもっている人をどう処遇すればいいのか。それは簡単です。みなさんを国家資格である（正）看護婦にすればいいのです。これまで実際の医療現場では、正看と同様の仕事をしながらもさんざん安くこきつかわれてきた彼女らに、それくらいしても罰はあたらないでしょう。

妊娠中絶を決めるのは本人

一九九六年の九月から「優生保護法」が一部改正され、「母体保護法」と名称が変わりました。

優生保護法というのは、戦前のドイツ・ナチスの悪名高き「断種法」を真似た「国民優生法」をもとに、戦後の人口急増期、まるで木に竹を接ぐように「人工妊娠中絶の容認」を付け加えたものです。そして、その第一条には「この法律は、優生上の見地から不良な子孫の出生を防止するとともに、母性の生命健康を保護することを目的とする」と書かれています。改正された母体保護法では、その前段、優生思想に基づく差別規定が削除されたわけです。戦後五〇年を経てなお、「優生上」とか「不良な子孫」といったアナクロで露骨な差別言葉が条文に残っていたこと自体が驚きなのですが、ともかく、そういった言葉が削られたわけです。

過去にも二度ほど、この法律の見直しの動きはありました。しかし、各方面からのさまざまな思惑が入り乱れて、けっきょく廃案となっています。遅ればせながら改正にまでこぎつけることができたのは、「優生思想の排除」ということに改正点を絞り込んだからでしょう。その意味で、うまくやったとは言えると思います。しかしその分、実質的な論議はほとんど行われていません。これでやっとスタート地点に立った。そう認識することを忘れてはならないと思います。

今後議論されるべき問題点は少なくありません。たとえば、「経済的理由による妊娠中絶」という方便はもうやめるべきではないかという意見があります。胎児に重大な障害がある場合、それを理由に中絶することを認めるべきだと主張する人たちもいます。また女性団体からは、「中絶は女性の自己決定権に基づくこと」といった声があがっています。

どれもみなデリケートで重要な問題です。しかし、これらをいっしょくたに話しはじめると、おそらくまた収拾がつかなくなってしまうでしょう。ぼくはまずはじめに、「女性の人権」ということについてちゃんと議論してほしいと思っています。彼女らの考え方を確認して議論の基本的なスタンスを定める。しかる後に他の問題の検討に移るのがいちばん妥当な順序のような気がします。

で、ぼくは「人工妊娠中絶は母体保護のために行うのではなく、妊娠出産に関する女性の選択としてとらえるべきで、中絶に配偶者の同意は必要ない」とする意見に賛成です。

もちろん人工中絶など、できればないほうがいいと思っています。しかし、悲しいことに実際にはそれが必要な局面があります（欧米では妊娠中絶の是非について国論が二分するほどの激しい議論が行われていますが、話が複雑になりすぎるので、ここでは触れません）。そんなとき、最終決定権は、実際に妊娠出産あるいは中絶を受ける女性にあると思うからです。ぼくはとくべつ女性擁護論者だというわけではありません。女性が歴史的に社会的弱者として虐げられてきた事実に対する認識はありますが、それに全面的なシンパシーを感じているわけでもありません。ほんとうの意味での強者は女性だと思っているし、ときおりその厚かましさ、しぶとさには辟易《へきえき》することもあります（基本的には女の人は大好きですが）。つまり、フェミニスト的視点ではなく、その当事者の選択ということに重みを感じる、たとえば尊厳死を選択するのは、あくまでその本人というのと同じ観点から、そう考えるのです。

まあ、それはともかく。この問題にかぎらず、女性の、同様に男性の、また性を超えたひとりの人間としての選択権が保障される。そんな世の中になればいいな、と思っているということです。

バイ菌の逆襲

病原性大腸菌O‐157が猛威をふるっています。一九九六年夏には、堺市で大規模な患者発生があり、感染者数は全国累計五〇〇〇人を超えてしまいました（最終的には堺市だけで六五四七人）。これまで特定地域で三〇〇〇人規模の食中毒はありましたが、今回のように全国規模に広がった例は過去にはありません。O‐157の集団発生がはじめて報告されたのは一九八二年のアメリカ、それ以降しばしば集団発生が起こり、現在でも年間の患者発生数が二万人以上になっていると言います。日本もどうやらアメリカ並みの汚染環境になってきたということです。

この細菌の毒素は赤痢菌のそれに似た作用をもち、高熱や激しい下痢症状を起こし、腸粘膜の毛細血管を破壊するのが特徴です。その結果、腎臓や血管をおかし、最悪、死に至ることもあるという怖い病気です。さらにまた、食中毒を起こす他の細菌、たとえば腸炎ビブリオなどと違って、わずかな菌量で感染してしまう。つまり、二次感染の可能性も高いというやっかいなものなのです。

汚染源として家畜、とくに牛の糞便《ふんべん》が怪しいとされ、通常、食肉処理の過程が問題とされています。しかしこれまでの集団発生を見てみると、必ずしも食肉だけに限定できず、運搬ルートや調理場での二次感染の可能性も含め、原因食材の特定や感染ルートの究明が進められています。また、それに関連して衛生行政のあり方や給食システムの問題点などがマスコミ報道でも指摘されているわけです。

これらのことはもちろん、公衆衛生上の見地から、十分に検討、研究し、再発防止の有効な手だてをこうじていただきたいと思います。と同時にぼくは、より根本的な議論も並行して行ってほしいと希望しています。

それは、なぜいまごろになって、「衛生状態に十分気を配っている（はずの）」先進諸国で、このような細菌が猛威をふるいはじめたのかということです。

O-157だけではありません。最近しばしば、なにやら奇妙な格好で感染症が突発します。鶏卵を通して経口感染するサルモネラ・エンテリティディス感染の増加しかり、慶応病院で発生したレジオネラ菌感染による新生児死亡しかりです。

ぼくが医学教育を受けたころ、もう三〇年以上も前の話になりますが、感染症の講義はあまり重視されていませんでした。「現代医学は病原微生物との闘いに勝利した。これからのテーマはがんや免疫だ」というのが当時の雰囲気だったからです。そして実際、それからしばらくの間、強烈な感染症が話題になることはありませんでした。

ぼくは内科の医者だったのですが、病院勤めをしていた一〇年間、いわゆる法定伝染病患者を診る機会はほとんどありませんでした。

それがいま、現代医学が克服したはずの「バイ菌」に、ぼくたちはまた悩まされはじめています。これはいったいどうしたことでしょうか。WHO（世界保健機関）の報告によると、この二〇年間に、エイズやエボラ熱など世界であらたに三〇以上の未知の感染症が出現しています。また、以前からよく知られている伝染病、たとえば結核やコレラ、マラリアなどにも、従来の抗生物質の効かないタイプがどんどん出現しているというのです。

「バイ菌の逆襲」がはじまっているような気がします。O‐157の災禍はその一例としてとらえるべきなのではないでしょうか。そして、なぜ彼らが逆襲をはじめたのか、地球生態系の中でのさばってきたぼくたち人類は、ここらで一度謙虚に反省してみる必要がありそうです。

テレビ電話の功罪

数年前から、テレビ電話を通じて医師が在宅患者を診察する行為に対し、健康保険が適用されるようになりました。これは、デジタル回線や光ファイバー網を介し、多量の情報を双方向で伝達し合うことができるようになり、テレビ電話実用化のめどがたったためです。

テレビ電話のほかにも、衛星通信を使って精度の高い診断画像を遠隔地に送る実験や、放送のために敷設されたＣＡＴＶ回線を通信に利用し、在宅患者の状況を把握するというシステムを作ろうとする動きもあります。それやこれや、世の中の流れと軌を一にして、医療分野にもこのところ急速に通信ハイテクの波が押し寄せてきています。

これらの新しい技術の導入によって、たくさんの人が恩恵を受けることになります。たとえば、病院に通うのがたいへんなお年寄りとか、医療機関の少ない過疎地に住んでいる人たちなどです。そして実際、東京での二年間にわたる試行で、介護の必要な老人をフォローしている「練馬区おとしより保健福祉センター」と「東京医科歯科大学病院」とを結んだテレビ電話がとても役に立つことが確かめられています。それはそれで、たいへんけっこうなことだと思います。

ただ、ある種の危惧《きぐ》を感じないわけではありません。それは、これら先端技術がもてはやされるあまり、開発された本来の目的を忘れてしまう。お年寄りや過疎地に住む人たちのためだったものが、ごくふつうに診療できる場面でも使われはじめるのではないかということです。適用範囲が広がるのはむしろいいこと、便利ならそれでいいではないかという考え方もあると思います。しかしこのシステムはただでできるわけではありません。環境整備には巨額な費用が必要となるし、個々人で送受信装置を購入しなくてはならないのです。

以前ぼくは、デジタル回線で伝送されたレントゲン写真や病理標本の画像を見て治療方針をたてる遠隔診断システムについての取材をしたことがあります。そのときの印象は、「それなりに有効だが、ずいぶんと大げさな器械が必要で、お金もたくさんかかりそうだ」といったものでした。

医療にちゃんとお金をかけることに、ぼくは原則的には賛成です。しかしそれは、患者のために使われるという前提に立ったときのことで、けっきょくは医療関連企業にそのお金が吸い込まれていくということなら話はべつです。

わが国のハイテク医療機器導入に際しての節操のなさは、たとえばＣＴで実証済みでしょう。この診断装置はたしかに優秀ですが、どの病院にもなくてはならないという種類の器械ではありません。にもかかわらず、それほど対象患者の需要もない病院にも、それこそ猫も杓子《しゃくし》もという感じで設置されているのです（人口当たり、欧米より一〇倍もの台数があると推計）。その結果、器械のランニングコストをひねり出すために必要もない検査をするという馬鹿げたことが実際に行われることになっています。この通信ハイテク技術の導入にも、そんな雰囲気が感じられてならないのです。

さらにまた、それでなくても検査数値や画像データにばかり頼り、聴打診や触診など、患者に対する基本的な診察行為をしたがらない若いお医者さんたちが、ますます「生身の人間としての」患者を診なくなるのではないか。それを、なにより心配しているのです。

二冊のベストセラー

もうしばらく前の話ですが、二冊の医学啓蒙書がベストセラーになり話題を呼んだことがあります。ご記憶の方も多いと思いますが、春山茂雄《はるやましげお》さんというお医者さんが書いた『脳内革命』と、がんの放射線治療医、近藤誠《こんどうまこと》さんの『患者よ、がんと闘うな』です。とりわけ『脳内革命』の売れ行きはすさまじく、二〇〇万部を突破したと聞いています。こうなれば、もう一種の社会現象です。先だってぼくも、ある雑誌から、「どうして、この本がこんなにも爆発的に売れるのか」とコメントを求められました。

売れた理由は、正直言ってよくわかりません。ぼくはこの本の副題に付いている「生き方」とか、帯に書かれている「プラス発想」といった類の言葉に違和感を覚えるタイプの人間なのですが、仕事柄、とりあえずざっとは目を通していました。そして、その感想は、論理展開が強引で科学的な裏付けも不十分、少なくとも自然科学を学んだ者にとっては、あまり説得力がないというものでした。

それでもこれだけ多くの読者から支持されたのは、たぶんこの本が医学啓蒙書というより人生論的な読まれ方をしたからでしょう。このところずっと景気が悪くて、社会の先行きも不透明、みなさんなんとなく元気の出ないときに、「事態を前向きに肯定的にとらえ」云々というトーンが受け入れられたような気がします。しかもそれを抽象的な精神論ではなく、医学的な意匠をこらして「脳」というトレンディな臓器に結びつけた。さらには「筋肉をつければ病気にならない」、「脳が若ければ一二五歳まで生きられる」といった人々の関心の強い健康話へと展開していく。内容的には同意できませんが、なるほどうまいやり方です。それで大ベストセラー。たいして売れないものを書いて細々と糊口《ここう》をしのいでいるぼくなどから見れば、なんともうらやましい話です。

ただ、読者諸氏にひとつだけ忘れないでいただきたいことがあります。それは、どんな健康法を試そうと食事に気をつけようと、人は何十年か生きればみな、程度の差こそあれ老いていくし、からだのあちこちにがたがくる。そして、身も蓋《ふた》もない言い方をすれば、いずれはみんな死んでしまうのです。つまり、生老病死という生理学的な原則ぐらいは受け入れてほしい。不老不死イメージを膨らませすぎると、かえってド壺にはまってしまうということです。

もう一冊のベストセラー『患者よ、がんと闘うな』は、「これまで行われてきたがん治療は間違いだ」という過激な主張にもかかわらず、筆致は冷静、医学的な裏付けもしっかりしていて、論理的な整合性もあります。この著者の主張が全面的に正しいかどうかはべつにして、かなりの説得力をもっていると言うことはできると思います。

この本を読んだ読者の多くは驚き、あるいは不安にかられたかもしれません。なにせ、自分のかかっているお医者さんの話とはずいぶん違っているのですから。

だからこそ、著者の主張している内容についての真摯な議論、検討が必要だ。ぼくなどは素直にそう考えるのですが、いまもって医学界からの反論はないようです。わが国のがん治療の総本山、国立がんセンターあたりでは、「この著者の言うことは無視する」という不文律があるとも聞きます。なんともおかしな話です。この本がいわゆる医学専門書ではないからといって、無視していいという話にはならないはずです。すでに何十万人もの人々がこの本を手にしているのです。もし内容が間違っているなら、それを指摘するのが、それこそ「がん専門医」としての義務でしょう。

二冊のベストセラーを読みながら、つれづれそんなことを考えました。

飲む妊娠中絶薬

妊娠中絶薬「RU486」という薬があります。最終月経から七、八週間までの妊娠前期なら、錠剤を飲むだけで中絶できるというこの薬は、一九八三年ごろフランスの製薬会社で開発されたものです。受精卵が子宮に着床して育つためには黄体ホルモンの作用が必要なのですが、RU486はその働きを邪魔し、妊娠の継続を阻止します。そしてさらに、プロスタグランディンという子宮収縮作用のある薬を併用して子宮内膜をはぎ落とし、月経のような出血で妊娠を中絶するわけです。服用後だいたい四日ほどで排出されます。

フランスやイギリス、北欧諸国などではすでに一九八〇年代から使用されていて、最近では中国でも臨床試験が行われています。これまで集められたデータによると、治療成功率は九五パーセントと高く、副作用も比較的少なく軽度ですむようです。

手術をしなくても中絶できる。また開発後一〇年以上を経て、その安全性もかなりの確度で証明されている。そんな「いい薬」をアメリカ政府が認可する、認可しないという試論が数年前にありました。薬それ自体の問題というより、「そもそも妊娠中絶が許されるのかどうか」という中絶是非論争といったほうがいいでしょう。国論を二分した格好のこの議論は、中絶反対派活動家による中絶容認医師の射殺やクリニックへの放火といった過激な行動まで生んでしまっています。

このデリケートな問題をいつまでも放置しておくわけにはいきません。当時のクリントン大統領は、連邦諮問委員会が安全性とその効果を認めたことを盾に、RU486認可の正面突破をはかったのです。しかしもちろん、この意思表明で、論争が沈静化し決着したわけではありません。

中絶薬の使用については、アメリカだけでなく世界各国で教会勢力などを中心とした反対が根強くあります。ぼくも、中絶などなくなればいいと思っています。ただ、世界中で年間五〇〇〇万件の中絶手術が行われ、二〇万から三〇万人の女性が命を奪われているという現実があります。とりあえず薬剤としての安全性が保証されるなら、使用を希望する人には使わせてあげる道を作ってもいいのではないかという気がしています。

日本では、この薬の使用の是非についての議論どころか、そんな薬があることすら知らない人が大多数です。妊娠中絶を女性の権利としてとらえるフェミニスト活動家ですら、この薬に関しては冷淡です。

彼女らはおそらく医師や行政に強い不信感をもっているのでしょう。「多くの産婦人科医にとって人工中絶手術は大切な収入源。彼らが中絶薬の使用に積極的になるとは思えない。ということはつまり、選択肢が増えるのは当の女性ではなく医師のほうではないか」とか「副作用はいつも過小評価される」といった発言からも、そのことがうかがえると思います。彼女らの不信はたとえば、ＨＩＶ薬害における医者や厚生省（当時）の対応を考えれば無理からぬところです。

しかしそれでもぼくは、このＲＵ４８６を議論の対象ぐらいにはしてほしいと思っています。わが国でも毎年三〇万〜四〇万件の中絶手術が現実に行われているのです。さらには、長年の懸案だった避妊用の低用量ピルが一九九六年六月に正式認可されました。議論を巻き起こすタイミングとしては悪くないと思うのですが、どうでしょう。

保健所の役割ってなに？

このところ、保健所の存在が目立っています。O-157による食中毒、セラチア菌やレジオネラ菌の院内感染など、マスコミへの露出度が高いためです。このように保健所が目立つのはつまり、保健衛生上好ましからざる事態が生じている証左で、けっして歓迎されることではありません。ただ、ふだんあまり注目されることのない保健所について考えてみるには、いいチャンスかもしれません。

世間の人々がもっている保健所のイメージは、地域の成人病や妊産婦の検診、乳幼児健診、食中毒、伝染病の行政的処理をする場所……そんなところでしょうか。保健所はこの他にも、人口動態統計や住宅、上下水道、廃棄物の処理に関する業務も行っているのですが、このあたりになると多くの人が無関心のようです。そして、少し話はずれますが、数年前から保健所関係者の間でかわされているホットな議論など、ほとんどの人が知らないと思います。

議論というのは、地方分権推進委員会の中間報告で示された「保健所長は医師資格規制を廃止する方向で検討する」という文言についてです。現行の「地域保健法」では、保健所の長には医師資格が求められていますが、その規定を見直そうというのです。

こういった意見が出てきた背景には、保健、医療、福祉をより効率的に結びつけた統合的なシステムを将来作っていくべきだという問題意識があります。所長が医者でなければならないという「しばり」が、その動きの障害になるというわけです。

これに対して医師側は強く反発しています。保健所業務には医学の専門知識をもった責任者が判断し調整することが必要な局面が多い。また、医師会などとの協力体制を保つためにも、同職種の医師であることが望ましいなど、はっきりと反対の立場を示しているのです。

この議論、字面だけを見ているぶんには、それなりにもっともらしい感じがします。ただ、多少なりとも現場を知っている人間から見ると、やや鼻白むというか、「医者と役人のポスト争奪合戦」という印象は否めないのです。

戦後しばらくの間、栄養状態も住環境も劣悪ななかで、地域住民の保健衛生に保健所の果たしてきた役割はけっして小さくありません。平均寿命世界一という「成果」も彼らの働きなしには達しえなかったでしょう。

だがこの二〇～三〇年、保健所の役割はとても曖昧《あいまい》になってきています。疾病構造の変化にもうまく対応できているとは言いがたく、お役所的な体質も目につきます。たとえば、多くの小児科専門医から「もう、その必要はない」とされる「三歳児健診」になぜか固執し、名目上の受診率をあげることに情熱を注ぐといった本末転倒の仕事の仕方。また、衛生行政畑を地道に歩む医者の絶対数が少ないため、適性云々は無関係に病院勤めをしていた臨床医を、定年前の二、三年、勇退ステップとして保健所長につけるといったことです。

はっきり言って、従来の保健所の役割はもう四半世紀も前に終わっています。いま、存在意義そのものを問われているのです。「所長が医者であるべきかどうか」といった議論に熱くなっている場合ではありません。そんなものはどちらだっていいのです。

いま求められているのは、進むべき方向性を見失っている「公衆衛生」についての本質的な議論です。あるいは、だからこそ地方分権推進委員会が改革案を提示しているのだと言われるかもしれません。だが、その内容について、世間の人々はほとんど関心を示していない。「地域住民の保健衛生」について本気で考えるつもりなら、もっともっと開かれた議論の場を作ってほしいと思います。

どうしてそんなにタバコが怖いのか

クリントン元大統領は、在任当時タバコに含まれるニコチンを「中毒性のある薬物」に指定する大統領令を発表しました。それを受けてアメリカでは、タバコもコカインなどのような薬物と同じように食品医薬品局の管理下に置かれることになりました。この大統領令は、未成年者の喫煙を半減させることを大義名分に発令されたもので、以後アメリカではタバコを購入する際の身分証明書の提示義務やTシャツなどへのブランド名表示の禁止など、タバコの販売や広告が厳しく規制されることになりました。

いくつかやっかいな部分はありますが、ぼくは基本的にアメリカという国が好きです。それは彼らが、いろんな問題の処理にあたり、最終的には自己責任をとるという基本スタンスをもっているからです。

しかるに、タバコ排除に見せる彼らの激しさ偏狭さは、いったいどうしたことなのでしょうか。

ぼくはタバコが好きです。旨《うま》いから好きです。もう三〇年以上、毎日けっこうな本数を吸い続けています。やめようと思ったことはありません。からだに悪いとさかんに喧伝《けんでん》されていますが、タバコ成分の有毒性云々というより、好きなことをしているほうが心身が平和だから、あまり気にしたこともありません。もし仮に、タバコのせいで死期が早まったとしても、自分の選択した結果だから、それはそれでいいと思っています。

ただ、タバコの嫌いな人もいることは理解できます。だから、そういう人のいるところでは吸わない。それでいいのではないか、喫煙はすぐれて個人的な趣味嗜好の問題なのだと考えているのです。

そういったことに対する規制をなにより嫌うはずのアメリカ人が、なぜこれほどまでのエネルギーを使ってタバコを排除しようとするのでしょう。たとえば、喫煙のために肺がんにかかったとして損害賠償を求めて勝訴、メーカーに七五万ドルを支払うよう判決が出る。またたとえば、喫煙を神聖な行為とみなし、「平和のパイプ」をふかすインディアンに対しても禁煙を説く。なぜ、そういった話になるのか、よく理解できないのです。

ぼくがわかろうとわかるまいと、大統領令を追い風に、タバコ廃絶運動に携わる人たちの声はもっともっと大きくなり、これからますますタバコ好きには住みにくい世の中になっていくのでしょう。アメリカだけでなく、もちろん日本でも、です。高校生のころを思い出し、便所に隠れてひそかに吸う技でもみがいておいたほうがよさそうです。

まあ、タバコ好きとしては、やれやれとため息をつくしかないのですが、ただ、嫌煙の旗を振っておられる正義良識派の方々に、いくつかうかがっておきたいこともあります。

世の中には、他にもいろいろからだによろしくないとされることもあるだろうに、なにゆえタバコがそんなにも憎いのでしょうか。タバコを吸わずにぴかぴかの「健康」になって、いったいなにをしようというのでしょう。

あるいは、棺桶《かんおけ》に片足を突っ込んでいるぼくのようなオヤジは相手にしていない。前途ある青少年のための嫌煙キャンペーンだとおっしゃるのかもしれません。いかにも、ごもっともです。だが、タバコを規制すれば、またべつの「なにやら怪しげなもの」を見つけてくる。それがガキの特性でしょう。もし彼らが、そういったこともせずに「正しい」ことに素直に従うイイ子ばかりだとしたら、二十一世紀は滅菌人工社会。絶望です。しかし、そのときぼくは、すでにタバコの吸いすぎで死んでいるから、まあ、どうでもいいんですがね。

医の道の説き方

医師、歯科医師免許証というのは一生もので、一度国家試験に合格しさえすれば死ぬまでずっと有効です。ただ、犯罪や不正行為が明らかになった場合、話はべつ。厚生労働大臣は彼らに対し、「免許取り消し」や「医業停止」の処分を命じることができます。そしてその際、まず日本医師会、歯科医師会の両会長と学識経験者からなる諮問機関「医道審議会」(以下、医道審)に答申しなければなりません。これは、処分の公正さを保つための処置とされています。

過去の処分例を見てみますと、免許取り消し——猥褻《わいせつ》行為、殺人、傷害致死、放火、覚醒剤《かくせいざい》など。停止処分には傷害、詐欺から大麻所持までいろんなケースがありますが、診療報酬の水増しや脱税が目につきます。厚生労働省が処分内容を発表するようになってからそれ以降、四〇〇人を超える医師、歯科医師が処分されています。

もう数年前の話ですが、二人の医師が医業停止三年の処分を受けました。そのうちのひとりは逃走中のオウム真理教信徒の指紋を消す手術を手伝い、すでに有罪判決を受けている女性医師。そしてもうひとりはがん末期患者に塩化カリウムを注射して死亡させた医師、いわゆる「東海大病院安楽死殺人」と呼ばれている事件の当事者です。彼も刑事事件での有罪が確定しています。

オウムの事件について、ぼくは論評する立場にはありません。しかし、東海大病院の事件に関しては、かなりしぶとく取材を続け、一九九五年、『病者は語れず』（文藝春秋社刊）を上梓しました。そのせいもあってか、何度か「三年という処分が重いのか軽いのか」という質問を受けることがありました。

で、ぼくなりに考えてみるのですが、けっきょく「よくわかりません」と答えるしかなかったのです。それは、ぼくの頭が悪いせいもありますが、もともと処分の基準がとても曖昧《あいまい》だからでもあるのです。

この処分について考えていく過程で、ぼくは医道審が答申書に異例の補足意見を付け加えたことにひっかかりました。その内容は、「末期患者の診療システムに問題があり、ひとりの担当医に重荷を背負わせる結果になった」というものです。これには首をかしげました。彼らがなにを言いたいのか、よくわからなかったのです。

ここで事件の経過を説明する余裕はありませんが、この事件は、世間の人たちが頭に思い描く「安楽死」とはほど遠いもので、たんに人間的に未成熟、技術的に未熟な医師が発作的に起こしてしまった「殺人」だとぼくは思っています。現在の終末期医療の現場には多くの問題点があることはたしかです。しかし、この事件に関するかぎり、その要素を強調することは危険。つまり、医道審は事件の実態を見誤っていると感じたのです。それともうひとつの疑問。医道審というのは、そもそも医師としての個人的資質を問う場であるはずです。それをなぜ、医療体制の問題として一般化しようとするのでしょう。もちろん、終末期医療体制の議論は尽くされるべきです。しかし、それはまた違う次元の話でしょう。そしてもし仮に、そこまで踏み込んだ言及をするのなら、官僚作成の資料だけで判断するのではなく、少なくとも事実関係ぐらい自分で検証していただきたいと思うのです。

どうもこのあたり、医道審の基本スタンスに混乱があるように思えてなりません。それと、よけいなことですが、いまどき「医道」なんて名称、少々恥ずかしい。

時間差体外受精のグロテスクさ

凍結受精卵や顕微授精など、いっとき大々的に報道されていた人工的不妊治療にまつわることどもを、最近あまり耳にしなくなったような気がします。もう当たり前のこととして定着した、とりたてて騒ぐほどのことではないということなのでしょうか。

ぼくは、人間の誕生の部分に人工的な手を入れることに抵抗感をもっています。そんなことはしないほうがいいと思っている。そもそも、そうまでして子どもがほしいという心理が理解できないのです。ただ、広い世間には「そこまでしても」と考える人がいるだろうことぐらいは想像できます。だからこれまで、つまるところ個人の選択の問題というスタンスで不妊治療を見てきました。

しかし、数年前体外受精で時間差出産が行われたという記事を読んだとき、「オカシイものはやはりオカシイ」と発言しなければならないと思い直しました。

時間差出産――一九九三年に卵子六個を体外受精させ、そのうち三つを子宮に戻し、妊娠、出産した。残りの三個は凍結保存されていた。そして、二年後の一九九五年夏、保存していた三個の受精卵を解凍して子宮に戻し、ふたたび妊娠、出産した。つまり、受精日が同じで、誕生日の違う兄弟が誕生したということなのです。

その記事は、体外受精卵の凍結技術が向上したため多胎妊娠を減らすことができ、妊娠チャンスも増やせるようになった。いいことだというニュアンスで書かれていました。だが、ほんとうにそうなのでしょうか。

はじめに話したように、ぼくは人工的な不妊治療に対して疑念を抱いています。それでも、「どうしても子どもが」という人には百歩譲るつもりはあります。だがそれも、ひとりならという話です。なぜふたりも必要なのか。それがわからない（双子というのは、また話はべつですが）。これまでうかつにも、ぼくの頭のなかには人工的にふたり以上の子どもを作るという発想すらありませんでした。不妊治療は子どものない人のために行われる。だから、一度できれば、それで治療はおしまい。ごく単純にそう考えていたのです。

「ひとりっ子より兄弟がいたほうがいい」

それもまた別次元の議論。ぼくにはこの時間差妊娠が「先端技術」をもてあそんでいるようにしか見えないのです。「好ましいとは思わないが、どうしても」という切実さ、生命に対する誠実さも感じられない。じつに、お気軽な感じがしてなりません。

技術的に可能なことと、やってもいいこととはべつでしょう。凍結受精卵は理論上二〇〇〇年の保存が可能だと言います。たとえば、二十世紀末に受精した卵を、西暦三〇〇〇年に赤ん坊として誕生させることができるのです。そんなグロテスクなことは、やはりしてはいけないでしょう。

体外受精の技術が開発され、実際の医療現場で行われるようになったとき、識者諸氏もマスコミも、「いやしくも人間の誕生にまつわることなのだから、生命倫理上のしっかりとした規制が必要」と声をそろえたはずです。それが、わずか一〇年やそこいらで、エニシングＯＫ状態になりつつあります。時間差出産のつぎは、どんな技を見せてくれるのでしょう。

わが人類はどこに行ってしまうのか。とても、不安です。

電磁波はからだに悪いのか

　ぼくは電話が大の苦手です。気心の知れている人とならば、まだなんとかなります。だがそれ以外は、かけるのも受けるのも、けっこう辛い。それでなくても、頭のなかで思ったことが言葉としてすぐには出てこない。表情も見えない相手とスムーズに意思疎通する自信など、かけらほどもないからです。

　だから、街中を歩きながら携帯電話で話している人などを見ると、その強靭《きょうじん》な（のだと思う）精神構造に尊敬の眼差《まなざ》しを向け、「ぼくって、やっぱりこんな世の中の流れにはついていけないのネ」と、あきらめのため息をもらしている次第です。

　しかし人生、悪いことばかりではないようです。携帯電話をスマートに使いこなすことが必ずしもプラスばかりではない。そんな医学データを、このところちょくちょく散見するようになりました。

　たとえばしばらく前から、心臓ペースメーカーの製造企業が、「携帯電話は胸から二二センチ以上離して使用すること」というガイドラインを発表しました。これは電話機から発信される電波が、心臓病治療のため胸部に埋め込まれたペースメーカーに影響する可能性があるからです。患者のすぐ横で、しつこく携帯電話で話をする。患者の心拍はしだいに大きく乱れてきて……なにやら、「携帯電話殺人事件」という小説でも書けそうな話です。

また、電波を長時間照射し続けると、目の角膜が傷ついてしまうという動物実験の結果もあります。「携帯電話を目の高さで長時間使用することは避けてください」という注意書きや、アンテナ部分を金属で遮蔽《しゃへい》するのは、この対策です。さらには、これはアメリカでの話ですが、「携帯電話から出る電波が原因で、脳腫瘍《のうしゅよう》になり死亡した。したがって損害賠償を」という訴訟まで起きている始末です。

そうまでして携帯電話を使う必要があるのでしょうか？

携帯電話にかぎりません。身近にあるいろいろな電気電子器具から出る電波（電磁波）が人体に及ぼす悪影響——体内深部の発熱、胎児への作用などについても、専門家の間で云々されているのです。

もちろん、このあたりの問題について、科学的に解明されていない部分も少なくありません。ぼくはなにも短絡的に、「電波は怖い」と煽《あお》りたいわけではありません。目に見えないものが、知らず知らずのうちにからだを蝕《むしば》んでいくことは、あまりぞっとしない。便利さの追求もけっこうだが、からだ本来の生理とのバランスがとれる範囲内（人と人との関係性は、数十センチの距離で相対しているとき、生理的にも心理的にももっとも安定している）にとどめたらどうか。そんなことをつぶやいてみたかっただけです。

と、なんだかもっともらしいことを話してしまいましたが、じつはぼくも、同じ電磁波の影響が問題視されているワープロやパソコンを、仕事道具として日常的に使用しているのです。携帯電話の不使用を正当化しようとして、どうやら墓穴を掘ってしまったようです。自己矛盾、自家撞着《じかどうちゃく》……そう、やはりこの複雑な世の中で生きていくのは、なかなかむずかしいということです。

やはり土下座は見たくない

エイズ薬害――HIV感染の危険性を知りつつ、非加熱血液製剤を血友病患者に使い続けたという前代未聞の不祥事に対し、厚生省（当時）、製薬会社がその責任を公に認め、しかるべき償いをすることを約束しました。

いまさら謝られたところで、すでに亡くなってしまった四〇〇人以上の人々は生き返りはしないし、今後もまだ、たくさんの患者さんたちの死を看取《みと》らなければなりません。これで終わったわけではもちろんなく、やっと第一歩を踏み出したにすぎないということを忘れてはなりません。

しかしそれでも、これまで、ともすればうやむやのうちに処理されてしまいがちだったこの手のできごとが白日のもとに引き出され、断罪されようとしているのです。これはいい兆候かもしれません。世の中、まんざら捨てたもんじゃない。原告団のがんばりに瞠目《どうもく》しつつ、この間の経緯を見せてもらっていたのです。

だが、そんなちょっといい気分など消し飛んでしまうようなものも見せられてしまいました。新聞の第一面に掲載された一枚のカラー写真です。立派なダークスーツを着た老人が数人、床に頭をつけて平身低頭、平たく言えば土下座をしているのです。キャプションには、「加害責任を認め、床に手をつき謝罪する川野武彦・ミドリ十字社長ら役員」とありました。

見てはならないものを見てしまった。そんな気分でした。「あーあ」とため息をつき、つぎに「こんなこと、させちゃいけないんじゃないかな」という言葉が口からこぼれ出たのです。

厚生省（当時）の役人も製薬会社の連中も、安部某という医者も、ことエイズ薬害に関するかぎりあまり弁解の余地はないでしょう。ものごとにはいろんな側面があるものですが、これほど言い逃れや申し開きできないできごともめずらしい。ぼくなりにいろんな角度から考えてみましたが、どうにも彼らの分は悪い。被害を受けた人々に心からの謝罪をすべきだと、素直にそう思っています。

だが、土下座がそれなのでしょうか。

ぼくはなにも、「罪を憎んで人を憎まず」などともっともらしい話をしたいわけではありません。被害者やその家族はメチャクチャに怒っていいと思っています。製薬会社の重役にタイソン級のパンチを食らわす。またたとえ、彼らをピストルで撃ち殺したとしても、その行為を非難はしないつもりです。ただ、あの土下座の図だけは、どうにも受け入れがたい。なんというか、あまりに救いがないと感じてしまったのです。

あるいはぼくが、「土下座」という言葉、行為に過剰な記号性を付加しすぎているのかもしれない、と思わぬでもありません。この薬害はそれほどまでに人の心を荒れさせてしまったのだ、と解釈すべきなのかもしれません。また、「痛みを知らない第三者に何がわかる」と言われれば、「わかりません。ごめんなさい」と黙ってしまうしかないのでしょう。

だがそれでも、やはり土下座は違うのではないか。なにがどう違うのかうまく言えませんが、たしかに違うような気がしてならないのです。

医学部教授の権力

薬害エイズで刑事告訴されていた元医学部教授が逮捕されました。その後マスコミを通じ、事件本筋の非加熱製剤使用についてだけではなく、他のいろんな局面でも教授権力を笠に着て、いかに無理無体を通していたか、どんどん暴かれています。功なり名を遂げた後の墜落、なんとも無惨なことです。しかしまあ、身から出た錆《さび》。しっかりと代償を支払っていただくしかないのでしょう。

彼の逮捕に際し、いくつかコメントを求められました。そのときもっとも多かったのが「医学部の教授はそんなに強い権限をもっているのか」という質問です。答えは「そのとおり」。医学部教授は医局の絶対者なのです。

少々説明が必要かもしれません。

医学部を卒業し、医師国家試験に合格しても、医療現場ですぐには使いものになりません。ほとんどの者は「研修医」として自分が専攻したい診療科の医局に籍を置き、実践的な医療技術の卒後教育を受けることになります。

研修を終えた後も、多くの医者はその医局に残ります。理由はいくつかありますが、もっとも大きいのが金銭的な問題です。研修を終了したからといって、すぐに大学病院の正式職員になり給料がもらえるわけではありません。その後しばらくはただ働きする。それなら、どこか他の病院に勤めればいいようなものですが、そこそこ設備の整った病院はたいてい大学病院の系列下に置かれ、医局を通してでないと就職することがむずかしいのです。自らクリニックを開業することも理屈のうえでは可能ですが、まだ技術的に不安だし、だいいち開業資金がありません。

だから、とりあえず医局に籍を置き続けるしかないのです。若手の医者は当直医のアルバイトをしたり、医局派遣というかたちで二〜三年ごとにいくつかの病院に出張勤務を繰り返して糊口をしのいでいます。そうしながら大学病院の有給ポストが空くのを、また市中病院のスタッフになるのを待っているのです。

教授というのは、彼ら医局員の人事権をしっかりと握っています。平たく言えば、「もし俺に逆らうなら、大学病院はもとより、系列病院からも閉め出すぞ」と脅すことができる立場なのです。公平を期すという名目で「人事委員会」を設けている医局もありますが、その多くは形式的なもので、最終的には教授の一声で決まってしまいます。

人事権の他にも研究テーマや研究費などについても同様で、教授は絶対的な権限をもっています。たとえば、こういう話があります。

東京で開かれる学会に出席するため、ある地方国立大学の医局員が数人、教授とともに飛行機に乗っていた。教授はそこではじめて医局員が学会発表する予定の原稿を読んだ。そして、烈火のごとく怒りはじめた。ある医局員の発表内容が、教授の主張と違うものだったからです。

その医局員は「飛行機から降りろ」と怒鳴られ、羽田からUターンさせられました。学会発表はできなかったのです。そしてその後すぐ、片田舎の小さな診療所に飛ばされた……実話です。

もし教授が「非加熱製剤を使い続けろ」と命じた場合、それに逆らうことがひじょうにむずかしいことはおわかりいただけるでしょう(だから唯々《いい》諾々《だくだく》と従っていていいとは思いませんが)。こうした、教授を頂点とした大学病院の医局制度を壊さないかぎり、同じような事件はいつでも起こりうるということです。薬害エイズ事件で逮捕されたご老人はやや度が過ぎている感じですが、同様の体質をもった医学部教授は、全国各地にごろごろ転がっているのです。

第三章　健康を求めすぎる不健康

不健康なぼくが「健康だ」と思うとき

胃切除後遺症としての食後の冷や汗と下痢、慢性肝炎による微熱や全身倦怠感《けんたいかん》、疲労時に襲ってくる狭心痛、不眠症、アルコール依存症、大量喫煙によるしつこい咳《せき》と痰《たん》……ざっと思い浮かべただけで、現在ぼくには、日常的にこれだけの自覚症状があります。さらに付け加えるなら、老眼、白髪化、歯槽膿漏《のうろう》、性欲減退も顕著ですが、これは老化現象ということにしておいてください。

胃を切り取ったのは潰瘍穿孔《かいようせんこう》によるもので術後二〇年近く経過しています。慢性肝炎はB型ベースで、これは母親からの垂直感染です。あとは、ほとんどからだを動かさない不規則な生活、食事はちゃんととらなくてもお酒とタバコとコーヒーは手放さないという不摂生のたまもの（「報い」だと言う人もいますが）です。

ぼくは今年五五歳。同年代の人たちと比べれば、おそらく「心身健康通信簿」は五段階評価の一か二というところ、まったくの劣等生です。両親が生きていたら、さぞ嘆いていることでしょう。

でもぼく自身は、けっこう元気です。いちおう暮らしが成り立つぐらいの仕事はこなしますし、夜な夜な酒場通いも欠かしません。そして友だちから誘われれば、スポーツジムに行くことだって、ゴルフや野球、ダイビング、スキーまでこなします（まあ、積極的とは言えませんが）。交友範囲も下は二〇歳から上は七〇歳まで、なにやかやと忙しい毎日を過ごしているのです。あまり長生きはできないでしょうが、いまのところまだ、おかげさまで、けっこう人生楽しませてもらっています。

そんなぼくを見て、医者の友人は「あんまり飲みすぎるんじゃないよ」、「タバコなんかやめろよ」、「たまには人間ドックに入れ」などと口うるさく言いますが、最後はあきらめ気味に「まあ、それくらい遊ぶ元気があればまだ死なないな」とお墨付き（？）を出してくれます。

だから、「みなさんも無茶な生活をしましょう」。そんな、不摂生の勧めをしたいわけでは、もちろんありません。かく言うぼくも、からだのだるさが続くときなどは心底うんざりして、「変えなくっちゃ、こんな生活」と反省もします（すぐ忘れますが）。からだが丈夫なら、それにこしたことはないと思ってはいるのです。

ただ、「健康」というのは生理学的意味合いでのからだの丈夫さだけのことなのか。一〇〇人の人がいたら一〇〇通りの健康のありようがあるのではないか。そもそも健康とはどんな状態なのか。また病気とは……。読者のみなさんといっしょに、そのあたりのことについて考えてみたいと思っているわけです。恥ずかしながらはじめに紹介したぼくの不健康状態見本は、その叩《たた》き台と考えてください。

いきなり極端な例ばかりで申しわけないのですが、たとえば不幸にして事故に遭い、車椅子《いす》の生活を余儀なくされている人は医学的には「障害者」ということになります。しかし、その人が元気に生活していれば、これは健康と呼んでもいいのではないか。逆に、五体満足で、健康診断を受けてもまったく異常がない。そうした「健康体」をもっていながら、いつもなにやら不全感を拭《ぬぐ》えないまま暮らしている人の場合はどうなのか。

とりあえず、そんな問題提起をしておきたいと思います。

健康三角形

「健康とはどんな状態か」と問われたとき、読者諸氏はどのようにお答えになるのでしょう。

「病気をしていないこと」、「毎日元気に働けること」、「心身の調子がいいこと」……。頭のなかに漠然としたイメージはある。しかし、いざちゃんと説明するとなると、けっこうむずかしく感じられるのではないでしょうか。

で、そもそも健康とはいったいなんなのでしょう。WHO（世界保健機関）はつぎのように定義しています。

「健康とは、身体的精神的、さらに社会的にも調子のいい状態を言い、たんに病気にかかっていないだけ、病弱に悩まされていないという状態であればよい、とは言えない」

なにやらもってまわったわかりにくい表現ですが、つまり、こういうことです。

まず、健康は病気に対する反対（対立）概念ではないこと。そして、文中に「調子のいい」という言葉を用いているのは、それが絶対的なものでなく、個々人によってばらつきのある相対的なもの。言い換えれば、「これが健康というものだ」と示すことはできない、と言っているわけです。

学問的な定義を持ち出して、よけいに混乱させ、「なんだ、学者にもけっきょくわからないんじゃないか」と鼻白ませたかもしれません。ただ、この文章から「誰にもあてはまる、ぴかぴかの健康状態などないのだ」ということを感じ取っていただければ幸いです。

誰しも健康であることを望んでいます。それはしごく自然なことでしょう。しかし最近、世間の人々を見ていますと、その願望が際限なく広がっているように思えてなりません。なにか理想的な健康状態を想定し、それから少しでもはずれていると「自分は健康でない」と思い、落ち込んでしまう。そして、(ありもしない)理想的な健康状態を目指して、強迫神経症的にいろんな健康法にのめり込んでいく。そんな姿は、けっして「健康」とは言えないでしょう。理想の健康を求める不健康。これほどの自家撞着はありません。

一〇〇人の人がいれば、一〇〇通りの健康状態があります。いかにも病弱に見えても、とても健康だと感じて暮らしている人もいれば、頑強そうな人が、じつは不健康感にさいなまれている。そんなことも少なくありません。ほんとに人それぞれなのです。

そうした各々の健康は、他人から教わるものではなく、自分のからだに現れてくるいろんな反応や心のなかから発せられる声を、自らの目や耳でちゃんと見、聞きする。そうすることによって、はじめてわかるものです。ぜひとも、借り物ではない「自分の健康」をつかんでほしいものです。

そしてその際、ぼくたち人間の健康が、身体、精神、社会生活、この三角形の相互関係のうえに成り立っていることを忘れないでください。心のあり様はからだの状態に深く関与していますし、その逆ももちろんあります。また、心身の調子が、その人の日々の生活に大きな影響を与えることは、言うまでもないでしょう。

心、技（社会生活）、体のバランスをうまくとり、自分なりの「健康三角形」を形作っていってほしいと願っています。

「パーフェクト健康」の落とし穴

いまさら言うまでもなく心身の健康は大切です。いつもからだの具合が悪かったり、気持ちがいらいらしていると、仕事にもさしつかえるし、だいいち楽しくありません。だから、みなさんが健康でありたいと願う気持ちは、それなりにわかります。うまく健康を維持してハッピーな生活。これからはじめるぼくの話が、少しでもそのお手伝いになれば、これほどうれしいことはありません。

ただ、話をはじめるにあたって、ひとつだけ確認しておいてほしいことがあります。それは「人間の生理はときによって変動し、また年齢とともに衰えていく」ということです。なんだ、そんなのは当たり前じゃないかと思われるかもしれません。だが、このしごく当然の事実を認めようとしない人がけっこうたくさんいるのです。そして最近、その傾向がだんだん強くなっているような気がしてなりません。

これはたぶん、衣食住という生活を営むうえでの基本的なところが、住環境はべつにしても、まあそれなりに満たされた。それで、自分のからだや家族の健康にも目を向ける余裕ができたからなのでしょう。ゆとりができること、それ自体はもちろん悪いことではなく、文句をつける筋合いはなにもありません。ただ、その目の向け方にかなり問題があるような気がしてならないのです。

ぼくは以前、内科医として病院に勤務していたのですが、患者さんを診察していてしばしば感じることがありました。それは、時代とともに病気のとらえ方がずいぶん変わってきたということです。ひと昔前までの「病気」は、なんらかの不調がこうじ、そのままにしておくと死に結びついてしまうというイメージでした。それがしだいに、パーフェクトな健康状態から少しでもはずれると「病気」とみなす。そんなふうに変わってきているのです。マイナス（死）に向いていたベクトルがプラス（健康）方向を指し示すようになったわけです。

それだけ聞くと、むしろいいことのように思われるかもしれません。しかし、じつは、ここに大きな落とし穴が待ちかまえているのです。

それは、完璧な健康状態などありえないということです。プラス思考はけっこうなのですが、ありもしないものに向かって走っているのだとすると、これはおかしな話です。

ぼくたちは毎朝、いつもすがすがしく目覚めているわけではないし、三度三度の食事がおいしくてたまらないということもありません。そして、四六時中からだが弾むように動いてくれるわけでもない。調子がよかったり、ちょっとおかしかったりの繰り返しです。それがふつうなのに、完璧な健康などを求めだすと、日常のちょっとした変調にとても大きな意味をもたせ、自分から不安に陥り、かえって不調の度合いを大きくしてしまうのではないでしょうか。これでは、なんのための「健康志向」かわかりません。

加齢とともに生じる衰えに関しても同様です。ぼくたちの体力は二〇代後半にほぼピークを迎え、三〇代はよくて現状維持、四〇代から先は程度の差こそあれ、みんな下降線をたどっていきます。それが人間の生理というものなのです。

しかし、その生理原則さえ認めたくない人がけっこう多いようです。四〇代は四〇代なりの健康法があるのに、まるで二〇代のマッチョ男のようなからだの痛めつけ方をする。なかにはそうすることによって、いつまでも若々しい体力を維持している人もたしかにいることはいます。そして、世間の人々が自分もそうであれば、と願う気持ちもよくわかります。だが、それはやはり例外。世の中年族のほとんどはやはり中年であって青年ではない。そんながんばりは「年寄りの冷や水」と思い定めるべきなのです。

ぼくが、こんなことをしつこく言っているのは、「健康」という話になると、みなさんとたんに視野狭窄《きょうさく》気味になり、しばしば「パーフェクト健康」の陥穽《かんせい》にはまり込んでしまうからです。そこそこの健康、それがじつはいちばんぼくたちの生理にあっているのです。そのことを忘れないようにしてください。

成熟した「健康」

四年ほど前だったでしょうか、ある著名な老作家をインタビューする機会がありました。

彼は当時七四歳。その二年ほど前に糖尿病性網膜症とパーキンソン症候群で半年間療養しました。しかし、それまでの戦後五〇年間、医者にかかったことはおろか、健康診断を受けたこともないと言います。その理由を尋ねると、「とりたてて具合の悪いことはなかったし、だいたいぼくは横着だから」という答えが返ってきました。

見るからに丈夫そうなからだつきというのではありません。むしろその逆、華奢《きゃしゃ》で(身長一六五センチで体重は五〇キロ弱だそうです)、強い風が吹けば飛ばされてしまいそうな心もとない印象です。

しかもこれまで、健康維持のための気配りなどにはまったく無頓着で、スポーツをしたり食事に注意することはなく、酒やタバコなど、「からだによろしくない」とされていることは、数十年欠かさずやってきたといいます。それでも七〇過ぎまでは、お医者さんと無縁に過ごしてきたわけです。

彼は、もうそれで十分だと言います。もっと気を使っていれば、網膜症やパーキンソン病にならなくてすんだかもしれないという「後悔」など微塵《みじん》もないのです。

網膜症によっていま、「たしかに字は見えにくい」状態だと言います。また、パーキンソン病のために、歩くのが少々不自由なように見受けられました。「なにかにつかまっていないと、後ろにひっくり返ってしまいそうになる」そうです。日常生活で、こうした不自由さはたしかにあるのですが、彼はそのことをあまり気にしていません。

「思いもかけず七〇過ぎまで生きたんだから、もういいんです。多少見えにくかろうと、歩けようが歩けまいが、そんなことは、どうでもいいような気がします」

なげやりというのとは少し違います。なんというか、現実を淡々と受容している雰囲気。死についても、「そのときが来れば、来るんでしょうね」と、まるで他人ごとのように恬淡《てんたん》としているのです。

「ぼくのようなずぼらな人間が、こんなに長く生きてこれたのは、たぶんバランスがよかったんじゃないでしょうか」

それは、いつも必死にバランスをとろうと苦心してきたという意味合いでなく、やりたいようにやってきたら、それが結果的にいいバランスを生み出していたという感じです。

「それに、ぼくはストレスをあまり感じません。それもよかったんじゃないでしょうか」

彼は自分の興味のあることだけやってきた、というか、嫌なことはしなかった。世間の価値基準に無理して自分をあわせたいとも、あわせようとも思わなかったと言うのです。

ぼくたち凡俗は、なかなかそうした境地に立ちいたれず、じたばたしているというのが現実です。ただ、真似《まね》してできることではありませんが、彼の生きるスタンス——運命受容についての潔さ、世間におもねない自己完結の覚悟から学ぶことは少なくないはずです。

ひとことで「健康」と言っても、いろんな姿があります。ときにユーモアを交え、のどかに自らの生老病死を語る「現在、病気持ち」老作家の姿に、ぼくは成熟した健康を見たような気がしました。ちなみに、その老作家とは、二〇〇一年に、『あと千回の晩飯』(朝日文庫)を食べ終え逝かれた山田《やまだ》風太郎《ふうたろう》さんのことです。

スポーツと健康

水泳や草野球、冬にはスキーなど、以前はけっこうスポーツ好きだったのですが、この一〇年、からだを動かすことがめっきり少なくなりました。仕事のほとんどは座業、机に向かってこうした原稿を書いていて、下手をすると一日にせいぜい数十歩しか歩かないことすらあります。当然のことながら、からだは鈍るだけ鈍っています。たまに誘われてゴルフに行っても、ちょっとアップダウンがあるコースだと、それだけでもうふうふう息が上がり、すぐに脚がつってしまうという体《てい》たらくです。

だから、ときどき大反省し、定期的にスポーツジムにでも通おうと決意します。しかし、いざその場になると、なにやらおっくうで、「来週行けばいいか」、その週が来れば、「またこのつぎ」。そしてけっきょく、「ま、いいか」となってしまうのが通例です。それだけならまだしも、ジムならぬ酒場に顔を出すのはちっとも苦痛ではなく、夜な夜なネオン街を徘徊《はいかい》、深酒しているのだから、これはもうどうしようもありませんん。

そんな具合で、自分のからだはめったに動かしませんが、適度な運動がなぜからだに必要なのか、その理屈ならよくわかっています。たとえば、長期間ベッドに寝たままでいると、筋肉の構成成分であるタンパク質が徐々に失われて筋萎縮《きんいしゅく》を起こす。また、リン酸カルシウムの尿中排泄量が増え、骨もろくなってしまう（これらの変化は下肢で顕著）。さらに言えば、心臓や血圧の調整機能も確実に衰えてくるといったことはちゃんと知っているのです。

にもかかわらず、ぐうたらの繰り返し。まあ、困ったものです。自分ではちゃんと実行できないのだから、はなはだ説得力に欠けるわけですが、そこはそれ「医者の言うようにせよ。医者がやるようにはするな」ということで、ご勘弁願いたいと思います。

さて、運動生理学的な観点から言えば、ぼくたち凡俗にとって、健康にもっともいいスポーツはエアロビクス・エクササイズということになります。エアロビクスなどというと、レオタードかなにかを身にまとい、脚を上げたり、とんだり跳ねたりしている図を想像されるかもしれません。だが、これはもともと「有気的運動」という意味で、例のあの気恥ずかしいダンスだけを指す言葉ではないのです。

たとえば、駆け足をするようなとき、からだはたくさんの酸素を必要とします。その酸素の一部は走っている最中に空気中から取り込み、有気的過程によるエネルギーの消費に使われます。残った酸素は、走り終えたあと体内に取り込まれ、走っている間に酸素不足になった組織を回復させる無気的過程で使われるわけです。エアロビクス・エクササイズというのは、このうち有気的過程が主体となる全身運動のこと。ゆっくりとジョギングしたり、のんびりと泳ぐというのがそれにあたります。一方、陸上競技の一〇〇メートル走などでは、それに必要なエネルギーはほとんど無気的過程に頼っています。

この有気と無気とを比べた場合、健康のためには断然有気のほうがいいのです。有気的過程のスポーツは冠動脈の血流をさかんにし、エネルギー代謝を活発にします。また、体内の酸素取り込み能力を増加させ、持久力を高めるといった効果が確かめられているのです。言い換えれば、肥満を防ぎ、心筋梗塞《こうそく》や動脈硬化、糖尿病の予防にも役立つということです。逆に、一流のスポーツ選手が、その立派な体格にもかかわらず存外短命だったりするのは、無気的過程によってからだにかなりの負荷をかけ続けることと無縁ではないと考えられています。

エアロビクス・エクササイズは健康にとてもいい。それは事実です。ぼくのような怠け者には無理ですが、みなさんはぜひとも実行にうつしていただきたいと思います。

ただし、あまり張り切りすぎないように。自分が大丈夫だと思う基準よりやや控えめの運動量にする。そして、ウオーミング・アップとクーリング・ダウンはしっかりと時間をかけて行う。これが「健康」スポーツのコツです。せいぜい、いい汗を流してください。

アルコールの功罪

お酒と健康に関しては、これまでにもいろんなかたちで語られてきており、読者諸兄姉もそれなりの知識をおもちのことでしょう。そして、その結論が「ほどほどに飲めば百薬の長だが、過ぎれば狂い水」という話になることもご存じだと思います。それなら、もういまさら話すこともないようなものですが、酒というやつはなかなか奥が深いのです。

たとえば、「ほどほど」というのはどの程度の量なのか。これひとつとっても、個人差がとても大きくてむずかしい問題です。

とりあえず平均値をとれば、「飲んだ翌朝までに肝臓が分解できるアルコール量は日本酒換算で三合ぐらい」というデータを根拠に、お医者さんはそれ以下に抑えるようすすめます。ただ、人によってその言い方が微妙に違ってきます。ある医者は「日本酒なら一日に三合、ビール大瓶《びん》三本、ウイスキーダブルで三杯まで」、べつの医者は「一日二合以下しか飲んではいけない。週に連続した二日間の休肝日が必要」と話します。もっと厳しく「一日一合以上はだめ」という人もいます。これはたぶん、科学的裏付けからというより、そのお医者さんが酒好きかどうかによると、ぼくはにらんでいます。かくのごとく、「ほどほど」ひとつをとっても、なかなかやっかいなのです。

それはともかく。長期間にわたって大量に飲酒することが、からだにとってよくないのは言うまでもありません。アルコールは肝臓だけでなく、膵臓《すいぞう》や胃粘膜にも負担をかけるし、大酒飲みの脳は萎縮傾向を見せるという怖い研究データも示されています。

さらには、こうしたからだに対する悪影響とともに、現在けっこう深刻な問題になっているのが、アルコール依存症の増加です。

依存症と言ってもいろんな段階がありますが、おおざっぱには「休肝日を作ろうと思っているのだが、ついつい」、「翌朝、飲んだときのことをしばしば忘れてしまう」という人は要注意、昼間からお酒に手が伸びはじめると、これはもうはっきり赤信号です。

また、アルコール依存症は意志の弱い人や無責任な人がなると思われがちですが、それは誤解です。アルコールは脳の奥深いところにある「脳幹網様体」を麻痺《まひ》させます。この部分は大脳皮質の働きをコントロールする中枢があり、ここが麻痺すると理性的な精神活動が低下します。そして同時に、本能や欲求の中枢は目覚めて活発になってくるのです（お酒を飲むと気分が高揚するのはそのためです）。つまり、アルコールには、中枢神経系にはっきりと影響を及ぼす「薬物」としての側面がある。意志の強弱に関係なく、誰でも依存状態に陥りうるということです。

で、なぜ依存症が増加しているのか。その理由は単純ではありません。ただ、ひとつの要因としては、つぎのようなことは言えそうな気がします。

「勝つことが価値」とされたバブル時代、人々はワーカホリック（これも中毒だ）の状態になることで、その流れに必死でついていこうとしました。それで、勝っただけの「見返り」があった間は、まだそれなりのバランスをとることができました。

しかし、バブルのはじけたいま、「勝つことがほんとうにいいのか」といった根本的な価値観の変更を迫られています。さらに悪いことに、どんなふうに変わればいいのかもわかりません。

そんな現実に置かれ、疲れはてた人々は、アルコール酩酊《めいてい》のなかでしか、自らにとって心地よい幻想を膨らませることができなくなっているのではないでしょうか。

まあ、こんな理屈は理屈として。どうせ飲むなら、細かいことは気にせず、明るく楽しく飲んでいただきたいというのが、ぼくのお願いです。そうすれば、ときに度を過ごすこともあるでしょうが、萎縮してこわばった心身が解放され、からだにも心にもいいはずです。

人間ドック受診の前に

自分のからだの状態をいつもぬかりなく把握し、たとえ自覚症状がなくても、検査データに変化が現れるようなときには、早め早めに手を打っていく。病気になってからではなく、病気になる前に予防する医学。人間ドックはそのための有力な手段、とりわけがんの早期発見に力を発揮すると信じられています。

数年前、この「がん早期発見早期治療」という従来の考え方に対する疑問が提示され、話題となりました(近藤誠著『患者よ、がんと闘うな』)。ここで、この論争について触れると話がややこしくなりすぎるので、とりあえずは、さておきます。

厳しい航海を終えた船が港のドックに入り、きしみの出た船体をオーバーホールする。人間ドックはそれになぞらえたものです。言い得て妙、難解で無粋なものが多い医学領域用語のなかにあって、なかなか秀逸な言葉だと思います。

ただ、その実状を見ていると、いくつかの問題点を指摘したくなってしまいます。

ひとつは、人間ドックには船のドックほどのゆったりした感じがないことです。一日ドック、半日ドック、はては二時間ドック……どたばたと駆け込み、あたふたと出ていってしまうという感じです。検査が効率化され短時間ですめば、忙しいビジネスマン諸氏にとってはたしかに便利でしょう。しかし、ドックには疲れた船体を休ませるという意味もあるのです。名前を頂戴したのなら、そのあたりの精神についても学ぶべきではないのでしょうか。できれば、ゆっくりと時間をとり、心身ともにリフレッシュする機会ととらえたいものです。

もうひとつ気になるのは、みなさん、人間ドック受診施設の選定にけっこう鷹揚《おうよう》というか、無関心なように見受けられることです。これが病気で入院するという話なら、その病院についてあれこれ調べたりするのに、こと人間ドックに関してはお仕着せ、ほとんどの人が会社の指定した医療機関で受診しているようです。その理由は「会社が受診料金を補助してくれるから」。もちろんお金の問題は大切ですが、大本は健康に関する問題のはずです。それなりに研究して自分のニーズにもっとも合致したドックを受診すべきでしょう。とりあえず「医療」の一分野として認知はされていますが、この業界はかなり「ビジネス」度が高いのです。なかには医学的にかなりいい加減な「商売ドック」をやっているところもあると耳にします。

「会社のからだ」なのか、「わたしのからだ」なのか。いま一度そのあたりのことを自らに問いかけてみてほしいと思います。

もうひとつ触れておきたいのは、検査データをあまり深読みしないほうがいいということです。

血液や尿の検査には正常範囲というものが設定されています。そして、もし検査数値がその範囲から逸脱するなら「異常」と判定されるわけです。原則としてはそれが間違いとは言えないのですが、それでも、あまり細かくこの数値にこだわらないほうがいいと思います。それは、正常範囲というのが統計処理によって決められたとりあえずは科学的な基準と言うことはできますが、絶対的なものではない。ひとつの目安にすぎないからです。

たとえば、肝臓機能の指標であるGOT値の正常範囲は一〇〜二五単位。この数値が二四なら正常で二六であれば異常と線引きされる。だが実際のところ、この二単位の差にほとんど意味はありません。誤差範囲とみなすべきでしょう。にもかかわらず、人間ドックでは機械的に二六なら「要再検」あるいは「要精密検査」のほうに振り分けられる。システム運営上そうなってしまうのです。

もちろん、実際にからだの調子が悪いのなら話はべつですが、この程度の「異常」はうっちゃっておいてもいい。「大丈夫だろう」と思えるぐらいの余裕こそが、むしろ大切なのです。異常という結果を見せられ、「肝臓が壊れた」と落ち込んでいるほうが、心だけでなくからだにとっても数段よろしくないのです。人間ドックに振り回されるのではなく、人間ドックをひとつの参考資料として扱うという姿勢でいてほしいものです。

疲れについて考える

「最近なんだか疲れちゃってね」

よく耳にするせりふです。そう言われれば、その人の置かれた状況をなんとなく納得してしまうのですが、「じゃあ、疲れってなんだ」と改めて問われてみると、これがけっこう説明しにくいのです。国語辞典を開いてみると、「疲れる→精力を消費し、体力が弱り、神経が鈍る」とあります。これも、わかったようで、もうひとつ漠然としています。

医学的な定義は、「疲労の本質は、物理的消耗および細胞組織内の化学的代謝過程の障害のため、体内に疲労物質が蓄積する状態」。

少々ややこしい言い方ですが、つまり、なんらかの原因により、エネルギー消費が過剰になり、それに対する供給が追いつかずガス欠状態になる。さらにその結果、有害物質も蓄積され、体調がおかしくなるということです。

ただ、人間の場合、身体的な疲労だけではなく精神的疲労というのもあり、けっきょく「学問的に厳密に定義するのはむずかしい」という話になってしまいます。それではあまりにお愛想なしなので、ここでは、とりあえず有力とされている学説「大脳の刺激反応水準が低下し、全身の生理機能に変調をきたした状態」という一文を示しておきましょう。

それはともかく。この疲労状態、三〇〜四〇年前まではそれなりにわかりやすかったような気がします。たとえば、ほとんど機械化されていない農作業を夜明け前から日暮れまで行い、夜は夜で針仕事。「母さんはとても疲れている」とイメージできました。しかるに現在はどうなのでしょうか。以前のような身体的負担は飛躍的に軽減されたにもかかわらず、疲労はむしろ強調され、よりわかりにくくなってしまっているのです。

これはつまり、現代生活において、精神的疲労の度合いがいかに大きいかということなのでしょう。しかも、この精神的疲労というのは、悩みによる負荷量が何キログラムとか、エネルギー消費が何カロリーといった具合に定量できません。また、感受性には個人差があります。それやこれや、「疲労」をとらえどころのないものにしているようです。

さらには、十数年ほど前から、「慢性疲労症候群」という病気が出現し、ますます疲労のイメージをわかりにくくしています。これは、それまで元気だった人が、微熱やのどの痛み、頸部《けいぶ》や腋《わき》のリンパ腺《せん》の腫《は》れといった身体症状、また睡眠障害や思考力の低下などの精神症状を呈し、極度の疲労感に長期間苦しめられるという状態です。その原因としてウイルス説やホルモン異常説など、いろんなことが言われていますが、はっきりしたことはわかっていません。なにやら奇怪な話ですが、いかにも現代の病といった雰囲気ですね。

もうひとつ、現代社会における疲労として忘れてはならないのが「過労死」。ばりばりと精力的に仕事をこなしていた人が、ある日突然ばったり倒れ（その多くは急性心不全と脳卒中）、そのまま昇天してしまう状態です。こちらは慢性疲労症候群と違って、因果関係は理解しやすいと思います。長時間の不規則労働、そこに精神的ストレスが加わった結果です。しかしもちろん、わかりやすいからそれでいいというわけではありませんが。

いずれにせよ、「疲労」ということに関して、いまぼくたちが生きている現代社会の生活環境はけっしていいとは言いがたいことはたしかなようです。そして残念ながら、お上や企業が、下々の疲れを軽減させてくれる方策を本気で考えてくれるとも思えません。

医学的にもこれといった決め手はありません。しっかり休養と睡眠をとり（長すぎるのはよくないとされています。体内生理時計にあわせ、七、八時間が適当)、あまり無理をしないように……そんなしごく当たり前のことしか言えないのです。

けっきょくは、自分の体調をちゃんと把握し、自分なりにうまくコントロールしていくしかないということです。とは言え、神経質になることはありません。あまり考えすぎると、それこそ精神的疲労がたまってしまいます。最低限の抑えだけすれば、あとは成り行き自然体がいいということです。

不眠には開き直り

「なかなか寝付けない」、「途中で目が覚める」、「熟睡感がない」……なんらかの形での睡眠障害に悩まされている人は日本人の二、三割にもおよび、この数字はさらに増加する傾向にあると言います。なぜそんな事態になったのか。その理由は単純ではありません。ただ、現代社会の生活スタイルとの関係を指摘することはできると思います。つまり、からだが本来もつ生理的なリズムと、実際の生活リズムとのずれが大きくなりすぎた。夜明けとともに目覚め、日暮れとともに眠るとまでは言わないまでも、現代社会の二四時間活動化が、あまりに人間の生理を無視しすぎているということです。

ぼくたち人間にとって、心身の休息や活性化のために睡眠が必要不可欠であることは言うまでもありません。では、どれくらいの睡眠時間が必要なのか。ナポレオンは三時間、発明王のエジソンは四時間あれば十分だったと言います。一方、アインシュタインは一〇時間を必要としたらしい。ひじょうに大きな個人差があって決めにくいということです。

まあ、それでは話が前に進みません。ここでは参考までに「睡眠潜時反復テスト」という検査の結果を示しておきましょう。これは、ふだん八時間寝ている人の睡眠時間を一日に一時間ずつ短縮していき、それによって生じる心身の変化を見てやろうというものです。それによると、睡眠時間が五時間を切ると、昼間感じる眠気の度合いが急激に強くなったという結果が出たそうです。

また、首都圏の人たち（二〇代から五〇代までの男女）を対象に行った睡眠実態に関するアンケート調査結果によると、彼らの平日の睡眠時間は平均六時間四三分。ちなみに、彼らが希望している睡眠時間は七時間一八分です。みなさん、毎日あと三〇分ぐらいは眠りたいと思っているということですね。

こうしたデータを見てみると、睡眠時間は最低五時間は必要で、七時間ぐらいとればまずまずということになるのでしょう。

睡眠について考えるとき、長さだけでなく、その質も考慮しなくてはなりません。ぼくたちは、いったん入眠したら、そのまま深い眠りの底にいて、朝方から徐々に眠りが浅くなって目を覚ますわけではありません。浅い眠りからだんだん深くなり、底を打つと（ノンレム睡眠）、今度は浅い眠りに戻っていく（レム睡眠）。そしてまた深くなる……このサイクルを何度か繰り返しているのです。

浅いレム睡眠の間、脳は活発に活動していて、夢を見るのもこの時期です。だから、睡眠の実質は深いノンレム睡眠と考えられています。つまり、ノンレムの期間が長ければ、睡眠時間全体は比較的短くても、昼間あまり影響ない。逆に、ノンレムが短ければ、長時間寝ても寝たりないということもありうるわけです。

で、不眠症の解消策ですが、これがまたけっこうむずかしいのです。特効薬的な妙案はありません。それでとりあえず睡眠環境の整備ということで、敷き布団《ぶとん》は硬め、掛け布団は軽いもの、枕は肩幅以上の幅があり、高さは頭が八センチほど浮くぐらいで、温まりにくいもの……を選ぶといったことも無駄ではありませんが、根本的解決にはなりません。

はじめに話したように、世の中全体が不眠を助長するように動いています。そして、決定的な不眠対策もありません。してみると、これはもう開き直って不眠を受け入れてみてはどうでしょう。「死ぬまで起きててやる」と腹をくくるのです。

と言うのも、不眠傾向の人には、自分の眠りを過小評価する傾向があるからです。実際にはけっこうよく眠っているのに、本人はそうでないと思い込んでいる。「いつ寝付けるのか」、「眠れないのでは」などと心配して、いわゆる不眠恐怖症の状態になってしまっている人が少なくないのです。

どんなにがんばったところで人間は一週間ずっと眠らないということはできません。いくら起きていようとしても、いずれは眠くなるのです。そう思い定め、おやすみなさい。

高血圧とはのんびり付き合いたい

ふつうぼくたちが「血圧」と言うとき、上腕部で測定された「動脈圧（血液が血管壁におよぼす圧力）」のことを指します。その数値は心臓拍出量、末梢《まっしょう》血管抵抗、血液粘性や大動脈弾性などに影響されるため、大きな個人差が出ます。同じ人でも、時間や季節によって、また測定時の心身の調子によってかなり大きく変動します。いちおうの線引きとして、正常範囲は最高血圧（収縮期圧）が一〇〇から一五〇ぐらい、最低血圧（拡張期圧）が六〇から八五とされ、これより高くなると高血圧とされるわけです。

で、わが国ではこの高血圧とされる人の数が二〇〇〇万人以上と言われています。総人口の二割。これはもう、立派な国民病と言うことができると思います。

そのせいか、人々のあいだに「高血圧はよろしくない」というイメージが広く浸透しているようです。それ自体はいいのですが、過剰反応し、血圧がちょっと高いと、もうそれだけで落ち込んでしまう人も少なくありません。これでは逆効果。血圧というのは、それなりの意味があって上がっている（からだがそれを求めている）のだということも忘れないでいただきたいと思います。逆に血圧があまりに低いと、たしかに脳出血の危険はなくなるが、生命維持そのものがおぼつかなくなってしまうのです。

人間は他の動物に比べて血圧が高めですが、これは高い位置にある脳への血流を確保するためです。たとえば地に這いつくばって生きている蛇などは血圧が低く、頭を高くしてしばらく吊しておくと、脳に十分な血流が届かず脳貧血を起こしてしまうと言います。

そう、高血圧というのは高等動物としての証なのです（蛇との比較では、あまり慰めになっていないかもしれませんが）。

しかしそれにしても、高血圧の人の多さには驚かされてしまいます。もちろん、高血圧症と言われたからといって、それでいきなり命をとられるわけではありませんが、重症化すれば心筋梗塞や狭心症、脳卒中など致死的な病気につながってしまいます。怖いことは怖い。それで、医学界も厚生労働省も、高血圧予防キャンペーンをさかんに行ってはいますが、その効果があがっているようにはあまり見えません。

高血圧患者がいっこうに減らない原因のひとつとして、その多くが「本態性」高血圧——その原因がはっきりと特定できないことが考えられます。たとえば肺炎のように、「この細菌が肺に炎症を起こした張本人です」と示すことができれば、それなりの対処の仕方もできます。しかし、高血圧の場合、はっきりとそれを示すことができません。

いくつか誘因になることはわかっています。たとえば摂取塩分の過多、肥満、ストレス、遺伝的要因……。だから、ライフスタイルや食習慣に注意をはらうことによって、高血圧をある程度予防することは可能という話の筋道になるのです。

また最近では、利尿剤、交感神経遮断剤、血管拡張剤といった三種類の降圧剤も開発され、これらの薬をうまく使えば、血圧をうまく正常範囲にコントロールしてやることができます。ただし、降圧剤は風邪《かぜ》薬のように、一週間飲んで症状が治まったから、それでもう飲まなくていいわけではありません。多くの場合、一生飲み続けなければなりません。

生活習慣の改善と薬の正しい服用。予防キャンペーンでもしばしば強調されることが、簡単そうで、そのじつ、あまりに日常的すぎてむずかしいということです。

一九九六年、当時の厚生省は従来の「成人病」を「生活習慣病」と呼び換えることを提案しました。主旨はそれなりに理解できます。しかし、みなさん「わかっちゃいるけど、やめられない」のです。「生活習慣病」と言われ、急にその生活姿勢があらたまるとも思えません（したがって、あまり効果もないでしょう）。

それやこれや、高血圧というのはなかなかややこしい。それでもまあ、この病気との付き合い方のコツはあります。「たかをくくらず、かといってあまり神経質にびびりもせず、のんびりまいりましょう」ということです。

健康食品を考える

相も変わらず、いわゆる「健康食品」には根強い人気があるようです。クロレラ、高麗人参《こうらいにんじん》、霊芝《れいし》、プルーン、ロイヤルゼリー、プロポリス、クロスタニン……。よくもまあ、つぎからつぎへといろんなものを探し出してくるものだと、妙な感心の仕方をしてしまいます。

とくべつ偏食をしていないかぎり、ふつうに食事をしていれば、栄養は十分に足りている。こうした健康食品をあえて口にする必要はない。ぼくはそんなふうに考えている人間です。だから、多くの人々が、この手の健康食品に飛びつく心理は、もうひとつよくわかりません。

健康食品というのは、「食品」です。そして食品は「医薬品」ではありません。食品と医薬品とを分かつ基準は、効果があるという科学的裏付けデータがあるかどうかです。食品には、それがありません。つまり薬ではないのです。

にもかかわらず、どうして「プロポリスでがんが治り」、「ロイヤルゼリーで生活習慣病予防」という話になるのでしょうか。それはたとえば、雑誌の記事として掲載したり、本の形で出版したり、またテレビでタレントにしゃべらせたり……とりあえずの違法性を問われない抜け道がいろいろとあるからです。

科学的データがないのが弱点だということは、販売業者たちも重々承知しています。だから、ちょっとでも関連付けられそうな学会発表や論文が出たりすると、それを利用しつくそうとするのです。

たとえば酢です。酢はからだにいい。みなさんなんとなくそう思っています。ぼくも酢の物は好きだし、少なくとも、酢がからだに悪いという印象はありません。だが、酢を健康食品と位置付け、便秘、肩こり、高血圧など生活習慣病の予防に効果があるという話になると、ちょっと待ってほしいと思います。

この酢神話の根拠になっているのが、もう四十数年前に発表された薬学研究者の論文です。

「クエン酸や酢酸を摂取すると、エネルギー代謝の進行に影響を与え、乳酸の生成が減る。乳酸は疲労時に蓄積される。したがって酢(酢酸)をとれば疲れない」

この論文の内容を信じている薬学者はあまりいないはずですが、「業界」の科学的お墨付きとしては依然として生きのびているのです。

以前、酢大豆がブームになったことがありましたが、この科学的お墨付きとして利用されたのもこの論文です。酢大豆自体は昔からある食品で、それを日常的な食べ物として食べることはべつに悪くもなんともありません。しかし、いったん「健康食品」になると、妙なことになる。「健康にいい」という付加価値がついて値段がぽんとはね上がってしまうのです。

また、健康のためにと、必要以上にたくさん食べ、かえってからだに不都合を生じてしまうこともなくはありません（酢大豆を食べすぎると、甲状腺ホルモンが体外に排泄《はいせつ》されやすくなり、結果として甲状腺機能低下に陥る危険性があります）。すぎたるは及ばざるがごとしと言うことです。

ぼくはべつに民間療法が悪い、みんなインチキだと思っているわけではありません。長い年月かけて育んだ庶民の知恵、そのなかには、試すに値するものもたくさん含まれていると思います。また、ちゃんと生活に根付いたようなもの、たとえば生姜《しょうが》は風邪にいい、梅干しをおへそに貼ると車に酔わないといったことに対しては、なにやら微笑ましくもあり、とやかく言おうとはまったく思いません。

ぼくが気になるのは、いわゆる健康食品の多くが、現代人の漠とした健康不安につけ込み、金儲けの手段としてそれを利用している構造が透けて見えることです。健康食品の多くは口コミでも広がるわけですが、そのときの判断基準として、「その健康食品を勧めることによって、勧める人が儲かるようなら要注意」という言い方があります。なにやら品のないアドバイスですが、無駄金をむしられぬよう、くれぐれもご注意のほどを。

第四章　「ストレス治療」という勘違い

ストレス学との出会い

「人間の病気というのは、どうも医学テキストに書かれているのとは少し違うようだ」

医者になって三〜四年目、研修期間を終え、少しは余裕をもって患者さんを診療できるようになったころ、ぼくはしばしばそんな感じをもつようになりました。

もちろん、教科書の記述は基本的なことで、実際の医療現場ではさまざまなバリエーションがあるということはわかっていました。ぼくが感じたのは、もっと根本的なことです。

人間のからだを細胞レベルにまで細かく分析していけば、病気の本態が見えてくる。いま現在見えなくても、医療技術が進歩すれば、いずれわかる。医学テキストは、そうした前提で書かれています。しかしぼくは、その前提そのもの、そういった病気のとらえ方からして違うのではないか、「動物」実験モデルの延長線上に「人間」の病気を位置付けるという生物学的なアプローチだけでは、病気のほんとうの姿はとらえられないのではないかと感じたのです。

そうは言っても、当時ぼくはまだ駆け出しの内科医です。医学知識の量も臨床経験もたかが知れています。「なにか違和感があるが、それはやはりテキストがおかしいのではなく、ぼくが医者として未熟なせいだろう」と考えるぐらいの謙虚さはありました。しかし、その後経験を積めば積むほど、知識が増えれば増えるほど、「やはり、なにか違う」という気持ちがますます膨らんでいったのです。

たとえば、こんなことがありました。

糖尿病のために外来通院していた六〇歳の女性、Aさんのケースです。彼女の血糖値は空腹時で一六〇mg／dℓ。自覚症状もほとんどなく、それほど重症例ではありません。

医学テキストで糖尿病は「膵臓《すいぞう》のランゲルハンス島から分泌されるインスリンの絶対的、相対的不足によって生じる病態」と定義されています。インスリンというのは、食べ物としてからだのなかに入ってきた糖分を代謝し、エネルギーに変える働きをするホルモンです。このホルモンの分泌絶対量が足らなかったり、処理しなければならない糖分が多すぎたりするようなとき、からだの栄養素として利用されない糖分が血液中に浮遊する。つまり、血糖値が上昇する。その結果、全身の血管が障害を受ける。これが糖尿病の病態生理学的な説明です。

したがって、糖尿病治療の基本は、食べ物として入ってくる糖分を少なくする「食事療法」、また、からだを積極的に動かすことによって、糖消費量を増加させる「運動療法」という話になります。そして、これら基本的な療法でうまくいかない場合は、経口糖尿病薬で血糖値を抑えたり、インスリンの注射をするわけです。

Aさんにも、この原則に沿った治療を行っていました。しかし、どんな治療法を試しても、血糖値はいっこうに改善しません（悪化もしませんが）。医局のカンファレンスでも症例報告し、他のお医者さんたちに相談してみましたが、これといった解決策は出てきません。いくら文献を調べても、どうして治療に反応しないのか、その理由がさっぱりわからないのです。

ちょうどそのころ、アメリカからゴールドマン博士という精神科医が来日していました。ぼくは、偶然博士の学術講演のパンフレットを手にし、そのなかに「仮面うつ病」という言葉を見つけました。はじめて耳にする言葉です。「なんだこれは？」。ぼくは好奇心をそそられ、講演を聞きに行ったのです。

とても興味深い話でした。

ゴールドマン博士は、狭心症とか胃潰瘍《かいよう》など、身体的疾患として内科的に治療されているもののなかに、けっこうな数のうつ病が混じっていると指摘します。つまり、表面的にはからだのトラブルとして現れているが、その本質は心のトラブル、狭心症はうつ病の上にかぶせられた「仮面」にすぎないというのです。

人間の心理状態とからだの働きとが関連している。「からだはからだ、心は心」と、すっぱりと切り離して考えられないことは、以前から経験的によく知られています。気分が沈んでいると、なんとなくからだの調子も悪くなる。また、その逆もあります。その程度のことなら、ぼくも実際に患者さんを診察していて、しょっちゅう感じてはいました。しかしたとえば、「糖尿病」という立派な病名がついている身体的疾患が、じつは「うつ病」なのかもしれない、そこまで踏み込んで考えたことはありませんでした。ゴールドマン博士の大胆な発想は、とても新鮮に感じられたのです。

それでさっそく、仮面うつ病という視線で、Aさんをあらためて診察し直してみました。すると、「なるほど」と納得できることが少なくありません。診察室での受け答えの鈍さ、言葉の少なさ、無表情、動作の緩慢さ……ゴールドマン博士の指摘するように、彼女はうつ状態にあるのかもしれないと思えてきたのです。ぼくはさらに、彼女にうつ病判定のための心理テストを受けてもらいました。その結果、はっきりと「うつ病」と出たのです。

Aさんの血糖値が従来の治療法でうまくコントロールできなかったのは、彼女の糖尿病が「仮面」であり、根っこの問題はうつ病……。まだ、半信半疑でしたが、ぼくは彼女に抗うつ剤を処方してみました。

効果はてきめんでした。Aさんの表情にはときおり笑顔が見られるようになり、饒舌《じょうぜつ》とまではいきませんが、自分から積極的に話をするようになったのです。そしてなんと、あれほど治療に抵抗していた血糖値が、徐々に下降し、ついには正常範囲（九〇mg／dℓ）。糖尿病の薬ではなく、うつ病の薬でそうなったのです。自分で処方しておきながら、こんなことを言うのはおかしいのですが、ぼくはとても驚いてしまいました。

もちろん、糖尿病のすべてが仮面うつ病だということではありません。Aさんのケースは、むしろ例外的なものと考えたほうがいいのかもしれません。しかしぼくはこの経験を通し、「人間の病気というのは、その患者さんの心のありようを抜きには語れないのだ」と強く実感したのです。そして同時に、医学テキストの記述にずっと感じていた違和感の正体に気づきました。それは、このような人間の心とからだとの関係（心身相関）について、従来の医学テキストはほとんど触れていないということだったのです。医者として、自分が進む方向が見えてきたような気がしました。

そうなれば、「ストレス学」と出会うのに、そんなに苦労はいりません。ぼくはこのあとすぐ、ストレス学説の提唱者ハンス・セリエ博士の『現代生活とストレス』という本を手にしていました。この著作自体は、生理学研究の観点から書かれたものですが、その基本的な考え方を用いれば、心身相関を科学的に説明できるように思えたからです。そして、その期待は裏切られませんでした。セリエ博士の著作を読んでからかれこれ四半世紀、ぼくはストレス学のもつダイナミックな論理の躍動に魅了されつづけてきました。

ストレス学説は医学分野から生まれてきた考え方ですが、たんに病気や健康を解釈するための道具にとどまりません。「人間、思考する多感な生命体」が、このややこしい現代社会をどのように生きていけばいいのか、その指針をも示してくれる哲学だと、ぼくは思っています。

ストレスは「しのぎ」の対象

ストレスという言葉は、しばしば精神的な重圧感（プレッシャー）——「いやあ、まいっちゃったよ。ノルマがきつくてさ。すごいストレスだ」というふうに使われます。これはこれで間違いではありませんが、正しいとも言えません。

ストレスはもともと生理学研究から出てきた概念で、医学的に定義すると「非特異的な刺激により生体内に生じる特異的な適応反応」。わかりやすく言えば、「いろいろな刺激が加えられたとき、それに適応しようとして、からだに生じるひずみ」ということになります。つまり、精神的な重圧感だけでなく、その他のいろいろな（非特異的な）刺激——寒さや暑さ、騒音、痛みといったものによっても、ストレス反応は引き起こされるのです。

さらにもうひとつ、「ストレス＝悪いこと」という誤解があります。ストレス刺激によってたしかにからだはひずみます。しかし、それは体内の環境を一定に保つための一時的な変形であり、すぐれて合理的な生体防衛反応。このリアクションがなければ、ぼくたちは生命維持もおぼつきません。

ストレスが生理ではなく「病理」として問題になるのは、刺激の量に見合った反応がうまくできない状態に陥ったときです。つまり、ストレス反応そのものが悪いのではなく、需給バランスの崩れが具合悪いということです。

このあたりのことを正しく理解しておくことはとても大切です。さもないと、ストレス治療と称して、ますますストレス刺激を加えるということにもなりかねません。たとえば、「ストレスに打ち克《か》つ」といったタイトルの著書を平気でものするストレス研究者（自称だと思いますが）がいらっしゃいます。先ほど話したように、ストレス反応は本来、ぼくたちのからだを守るのに必要不可欠な生体防衛反応です。そんな相手と、なぜ闘う必要があり、しかも打ち克たなくてはならないのでしょうか。

また、ぼくたちの周りに存在するありとあらゆるものがストレス刺激となりうるのです。しかもその姿はとても見えにくい。もし見えたとしても、その都度、形や大きさが違います。

ストレス反応には、「日々ご苦労様です」とねぎらいの言葉をかける。過重で強烈なストレス刺激に対しては、首を引っ込め、からだや心を小さくたたんで、徹底してやりすごすというスタンスをとる。それが正解なのです。ストレスは「しのぎ」の対象。そのことをゆめゆめ忘れぬようにしてください。

お天気とからだの調子

すっきりとした青空を見上げれば、心は晴れ晴れ、からだの動きも活発になる。一方、どんより曇っているようなときには、気分もなにやら落ち込み、からだも重い。また、じとじと雨の降り続く梅雨どきには、全身にかびが生えてしまいそうな気分に……お天気とからだや心の調子が、かなり密接に関連していることはよく知られています。

ぼく自身、病院勤務医だったころのことを思い出してみても、天気が悪いときには患者さんの具合も悪くなる傾向があったと言うことはできます。そしてこれは雰囲気的なものではなく、医学的研究でも確かめられているのです。たとえば、気管支ぜん息や偏頭痛、神経痛、さらにはうつ病といった疾患の病状経過とお天気、とりわけ気圧変化との間には相関関係があります。低気圧が接近してくると症状が現れやすくなること、また、春先や秋口に（この時期、天気が変化しやすい）病状が悪化しやすいことなどが疫学的に証明されているのです。

これらの事実はつまり、暑さや寒さ、湿気、気圧の変化といった天気要素が、人間のからだにとってストレスになりうるということを示しています。もちろん、ぼくたちのからだにはそれなりの適応力があり、よほどの酷暑とか極寒に長時間さらされないかぎり、どうにかその状況に慣れることはできます。ただ、先にあげたような病気を抱えている人たちは、お天気センサーがかなり過敏に反応するようになっていて、そのコントロールがふつうの人よりむずかしい。ちょっとした変化でも、すぐにストレスの警告反応（症状出現）を発してしまう状態になっているのです。

なぜそんなことになるのか。その原因は複合的で、説明は簡単ではありません。ここではとりあえず、四季の存在と無縁でないということは言っておくことにします。

わが国の季節の移り変わり——春夏秋冬の変化が織りなす自然の妙は、とてもデリケートで素晴らしいものです。よくぞ日本に生まれけりと思います。しかし同時に、この国で暮らしている人たちはその分、微妙な季節変化への適応を要求されることになります。そして、その適応の仕方は、大陸性寒冷気候や熱帯モンスーン、また砂漠地帯に暮らしている人たちとはまったく違っているのです。たとえばカナダに住んでいる人たちは、気温零度以下が続く長い冬から、一週間ぐらいでいきなり三〇度の夏へというダイナミックな変化を経験します。そこで彼らにとって必要なのは、適応のための「強力パワー」で、わが国の四季適応に要求されるような細かいグラデーション的「微調整」ではありません。つまり日本に住む人たちは、もともとお天気センサーが敏感と言うことができるかもしれません。そこに、自律神経系と関連するぜん息などの病気が重なれば、当然、気圧などに対して、防衛的に過剰反応を起こしてしまうのです。

もうひとつべつの要因を付け加えるなら、ここ二〇〜三〇年の間に急速に改善された住環境の影響をあげることができるでしょう。エアコンや強力暖房などの出現によって、ぼくたちの生活はとても快適になりました。それは事実だし、原則としては歓迎です。ただ、そのことによって、外界変化への適応力が急速に衰えてきているとも言えそうです。もともとぼくたちの適応「パワー」は、それほど強力ではありません。上手なのは「微調整」。エアコンというのはおそらく、パワーを必要とする環境に住む人たちの適応負担を軽くしてくれるもの。これを日本で無原則に使うと、微妙な調整能力は錆《さ》びついてしまう恐れがあります。それでたとえば、ちょっとした寒さで風邪《かぜ》を引いたり、暑気でおなかをこわしたりする人が増えてきているのではないでしょうか。からだが本来備えているお天気の変化に対する適応力を眠らせない程度に、そこそこ快適な住環境、労働環境を整える。このあたりの折り合いが、現代生活を送るうえでのむずかしいところなのです。

四〇を過ぎたら生理原則を受け入れよう

ストレス学説の中に、ストレス刺激に対する生体抵抗力の経時的変化を説明した「汎《はん》適応症候群」という重要なコンセプトがあります。

ある刺激が加わったとき、ぼくたちのからだはその新参者への対処の仕方がわからず、一時的に無防備な状態になる。抵抗力が弱まるのです（警告反応期）。しかし、その状態をどうにかしのぐと、抵抗力はむしろ以前より高まる方向に転じ、ぼくたちが本来もっている以上の力を発揮する。状況の変化にうまく適応しはじめるわけです（抵抗期）。しかし、同じ刺激がさらに加わり続けると、ある時点から抵抗力はふたたび低下してきます。そして今度はもう、反転して上昇するということはありません（疲憊《ひはい》期）。

汎適応症候群というのは、ストレス状態をこのように時間軸で分析していくわけですが、このコンセプトを人間の一生にあてはめて解釈することもできます。すなわち、抵抗力の弱い乳幼児期、だんだん抵抗力がついてくる少年期、そして頑強で安定した青・壮年期、やがて中・老年期に至りふたたび抵抗力は衰えてくるといった具合です。

言い方を換えるなら、人間の体力や生理的諸機能は二〇代後半でピークを迎え、それからだいたい一〇年間はほぼ現状維持、そして四〇歳を超えれば下降線をたどりはじめます。もちろん個人差はありますが、これがぼくたちの生理原則だということです。そのことをまず、しっかりと頭に入れておいていただきたいと思います。

それで、「だから、その下降線を押しとどめる努力をする」とか、「せめて気持ちだけは若くもっていこう」という話をしたい、わけではありません。むしろ、その逆。「四〇を過ぎたら生理的諸機能は下降線をたどりはじめる」ことをはっきりと自覚してほしいと言いたいのです。「体力的な衰えを自覚し、それを素直に受け入れてください」などと言うと、「なんと後ろ向きな考え方、けしからん」とお叱りを受けるかもしれません。しかしぼくは、こうした考え方がけっして後ろ向きだとは思っていません。自らの心身をコントロールするうえで、生理的現実をしっかりと受け入れて、冷静に対処するというスタンスこそが、なによりも大切なことだと考えているのです。

さらにしつこく言えば、ぼくたちはたまたまこの世に生を受け、何十年かを過ごすと、やがては誰もが老い、病んでいずれは死んでいきます。この「生老病死」という必然の流れ、生理原則をちゃんと見据えたところから出発しなければ、なにか間違ってしまう。大いなる勘違いをしてしまうような気がするのです。それにぼくは、老いや病、また死ということに対しても、世間のみなさんがおっしゃるほどにはマイナスの意味合いを感じていません。むしろ生の「成熟」ととらえ、おとなとしての対応ができるとプラス評価をしているのです。体力的な面ではたしかに若い人にはかないません。しかし、たとえばものごとの判断力という点では、脳みそまで筋肉でできているような若いマッチョ男などより、数段優れているはずです。

四〇を超えてまだ若者に伍《ご》して激しいスポーツをする。六〇を過ぎてもなお元気溌《はつ》剌《らつ》、あげくは八〇になってフルマラソンを走りきることが素晴らしいという価値観をもっている人がけっこういらっしゃいます。気持ちはわからぬでもありませんが、「だから自分も」などとは思わぬほうがいいような気がします。そんなことが可能なのはいろんな意味でとくべつな人。ぼくたち凡俗が真似してもろくなことにはならないような気がします。

「生理学的な原則に逆らわない」。そのことをくれぐれも忘れないでいただきたいと思います。

過剰適応しがちな現代人

ストレスについて見ていくとき、もっとも大切なのは「適応」ということです。生理学的にそのメカニズムを説明するとつぎのようになります。

なんらかのストレス刺激が加わると、ぼくたちのからだのなかではストレス回路が作動し、体内環境を整えよう（適応しよう）とします。ひじょうに単純な例をあげるなら、たとえば気温三五度という高温（ストレス刺激）にさらされるとき、自律神経系が働いて発汗を促し、体内に熱がこもらないように調整するといったことです。ストレスというと、なにか悪いことのように思われるむきも多いのですが、本来はぼくたちが快適に生きていくうえでなくてはならない生体防衛反応であることはたびたび強調してきたとおりです。

では、いったいストレスのなにが問題になるのかと言えば、それは、適応バランスの崩れです。もし、一〇という量のストレス刺激が加わったとき、それに対し体内のストレス回路は一〇回転してちょうどイーブン、生理的には過不足なしの適応状態になります。しかしぼくたちのストレス回路は、一〇の刺激に対し、二〇回転してしまったり（過剰適応）、五回転しかしない（適応不全）状態になってしまいがちです。そのギャップ――プラス一〇、マイナス五が心身の不調として表面に現れてくるというわけです。

それは、ぼくたち人間のストレス回路に大脳皮質が含まれていることと密接な関係があります。つまり、ストレス刺激の生理的な（客観的）量が、大脳皮質を通る（認識過程を経る）ことによって修飾される。主観的な量に読み替えられてしまうからなのです。

もう少し具体的に、たとえば人前で話をするシチュエーションを想定してみましょう。

その行為に要するエネルギーは、生理学的に言えば、ある程度頭を働かせ、口を動かすことだけです。「人前」というストレス刺激が加わって多少は緊張するかもしれませんが、ストレス回路を回転させて生体防御するほどのことではありません。回路を回すとしても一回転か二回転させればそれで十分のはずです。

しかし、「あがり症」の人は、そういうわけにはいきません。自律神経を極度に緊張させ、心臓をばくばくいわせてしまいます。頻繁な心拍動が生理的に要求されるのは、たとえば走ったり泳いだり、からだの末梢《まっしょう》までのすみやかな血液循環が必要なときです。しゃべるために、そのように激しい心臓の動きが必要ないことは言うまでもありません。

つまり、こういうことです。あがり症の人にとって、人前でしゃべることはひじょうに大きなストレス刺激と「認識」される。そのため、体内ではストレス回路がフル回転し、必要もない血液をどんどんとからだじゅうに、とりわけ脳循環に大量に供給する。そして、余分な血流は有効利用されるどころか、ただ頭のなかを大混乱させてしまうというわけです。「過剰適応」の典型的な例と言うことができるでしょう。

ストレス刺激「認識」の個人差がひじょうに大きいこと。ストレスを考えるとき、これがひじょうにむずかしい問題なのです。

それほど極端ではなくても、現代人はおうおうにしてこの過剰適応をしてしまいがちです。たとえば、「A型行動様式」などはその好例と言うことができるでしょう。これは、アメリカの心臓病学者M・フリードマン博士が提唱したもので、ストレスの説明でよく引用されます。あるいはすでにご存じの方もいらっしゃると思います。

フリードマン博士はカリフォルニアの企業に勤めるビジネスマン約三〇〇〇人を対象に、彼らの行動パターンと虚血性心疾患（狭心症、心筋梗塞《こうそく》）の発生率の間の相関関係を調べました。そして、その結果はたいへん興味深く、「仕事を一生懸命やる人は、そうでない人たちに比べ、心臓病にかかる割合が数倍も高い」というものだったのです。

仕事に対して積極的な姿勢を保つためには、高いテンションを維持しておくことが必要です。ただ、そんな状態が続けば心臓に負担がかかってきます。仕事が強いストレス刺激になっているのです。そして彼は、これらの人々の行動パターンを「A型行動様式」と名づけました。参考までに、A型判定のチェックリストをあげておきます。

・競争心が強い
・周囲からの高い評価を望んでいる
・いつも目標を達成しようと努力する
・いつも時間に追われている
・休むことに不安を感じる
・用心深いがせっかちである
・しゃべり方の語気が鋭い
・単純な繰り返し作業を好まない
・心身ともに反応が敏感である

・自分の性格を人に隠そうとする

このうち半分以上該当するようなら、あなたもA型の傾向があるという話になるのです。これらの項目は、そのままやり手のビジネスマンの条件と言うこともできます。ストレス学説の立場から言えば、「できる！」人は、つまり「過剰適応」しているということなのです。せわしない現代社会において、ストレス・トラブルは適応不全より、このような過剰適応のかたちで現れてくることが多いようです。「まあ、ほどほどに」ということです。

「あるがまま」を大切に

前の節で「心臓病」のかたちで現れるストレスの話をしました。心臓病の危険より、社会的な成功をおさめられないことのほうが耐えがたいストレスになるという人は、このような調査結果は気にすることはありません。どんどん成功を目指せばいい。そうまでして出世したくないという人は、心臓をいたわって生きていけばいい。そこから先は、人それぞれの人生観、選択の問題だと思っています。だいいち、たかだか医学上の一学説が、人生の価値判断までしてしまうのは僭越《せんえつ》というものでしょう。

ただ、老婆心ながらひとつ言っておきたいことがあります。それは、出世もしたいし心臓病にもなりたくないというのは欲張りだということです。たとえば、毎晩遅くまで仕事をして日常的な寝不足状態、にもかかわらず翌日は熟睡後の溌剌とした気分を感じたいという人がいます。しかし、それは無理な注文です。寝不足の翌日はどうしても頭が重いし、からだもだるい。それが嫌なら、早く寝ること。これは学説云々《うんぬん》ではなく、きわめて単純な生理学的理屈です。それをなんとかしようとするから（そんなに傲慢《ごうまん》になってはいけないんです）ややこしいことになるのです。ストレス刺激はむしろ複合的になり、心身ともにぼろぼろになってしまう危険性がひじょうに高くなる。また、インチキ健康法にはまって大枚巻き上げられることにもなりかねません。

話のついでに、もうひとつ付け加えておきましょう。それは、もしある生き方を選択したなら、その生き方が正しかったか間違っていたかなどと思い悩むことはないということです。どうせ、どう生きたって、そんなに大差はありません。それが現実なら、自分が受け入れやすいものを楽しく受け入れていけばいい。幸か不幸か、ある程度の年齢を超えると、悩もうにも、その体力がないことに気づきます。若い時期、とりわけ青春時代のあの強烈な悩みは、どんなに疲れてもすぐに回復するというエネルギーや体力があるからこそできるのです。老化、体力の衰えもちゃんと味方にし、悩まぬが肝要なのです。

ぼくはべつに投げやりで、こんなことを言っているわけではありません。生命体というのは、それでなくても過剰なまでの生存本能があります。だから、意識的にこれくらい引いたスタンスをとって、ちょうどいい加減になる。過剰な本能に過剰な自意識を負荷すると、これはもう神経症になるしかないのです。

神経症と言えば、ゲシュタルト療法の九原則というものがあります。いわゆるノイローゼ患者を治療する際の基本的スタンスを述べたもので、「いまに生きる」、「ここに生きる」、「現実を重視する」（以上三項は、現実以上のことを勝手に想像してかえって不安を強めるなということ）、「考えるよりむしろ感じる」、「判断したり説明するより表現する」、「不快な感情も認める」、「権威に頼らないこと」、「自分は自分でしかないと確認する」、「自分自身に責任をもつ」（最後の三項は、極端な言い方をすれば、他人のことなど知ったことじゃない）といったことをあげています。また、同じく神経症の心理療法としてよく知られている森田療法でも、「あるがままを大切にせよ」、「不安に抵抗したり回避したりしないで、とにかくまず受け入れてみよ」といったことを基本に患者のカウンセリングを進めているのです。

読者諸氏をいきなり神経症患者にしてしまうつもりはありませんが、これら優秀な精神科医の残してくれたものは、たんに病気治療という枠を越えて、現代人の生き方に貴重な示唆を与えてくれると思っています。

ストレス解消法を選ぶ姿勢

「都会の喧騒《けんそう》から離れ、自然と遊ぶ」、「静かな、心安らぐ音楽を聴く」……ストレス解消法として、いろんなことが言われています。あまりにいろんなことを示され、かえって混乱している人もいるかもしれません。そう、ストレス解消法の選択はそれほどに簡単ではないのです。自然と遊ぶことも、静かな音楽を聴くことも、もちろん悪いことではありません。しかし、そうしたことをすれば、誰もがストレス解消できるということにはならないのです。

ある人は、都会の雑踏のなかにいてこそ、ほっとできる。静けさに包まれると、むしろいらいらしてしまうと言うかもしれません。また、音楽はやはりがんがんのロックでなければ嫌だという人も必ずいるはずです。田中さんにとってストレス解消になることが、佐藤さんにはストレス刺激そのものというケースは、けっこう多いのです。さらには、田中さん個人をとっても、あるシチュエーションでストレス解消法だったものが、べつの状況では無効、むしろ有害。そんなこともしょっちゅうです。

どんなストレス解消法が最適なのか（逆に言えば、なにがストレス刺激となるのか）、その答えは「一〇〇人の人がいたら一〇〇通り」なのです。

少し説明が必要かもしれません。

ストレス刺激が加わると、ぼくたちのからだのなかでは、大脳皮質からはじまり、自律神経・内分泌系を動かす「ストレス回路」が回りはじめ、抗ストレスホルモンが分泌されます。そうすることによって、からだの内部環境を一定に保とう、適応しようとするわけです。

この生理システムは誰でも同じように作動します。ただ、問題なのは、大脳皮質の反応、つまり外から加わるストレス刺激がどの程度かの「認識」が千差万別なことです。

たとえば、斎藤さんが五〇のストレス刺激と感じる営業ノルマが、井上さんにとっては、たかだか一〇程度かもしれません。そうすると当然、ふたりのストレス回路の回転数も異なり、ストレス解消法も違ったものになってしまいます。つまり、どんなストレス刺激に対しても効く、誰にも有効なストレス解消法などないというわけです。

ぼくは、世間でよく取り上げられているストレス解消法がインチキだと言いたいわけではありません（やたらにお金がかかるものは避けたほうが無難だと思いますが）。

さかんに喧伝されている、いろんな方法を試してみることが悪いとも思っていません。おおいにおやりになってください。

ただ、隣の近藤さんがやってよかったからといって、その方法があなたにも適しているかどうかはわかりません。人につられるのではなく、自分にもっともしっくりとくるストレス解消法を自ら選び取ってほしい。そう願っています。

正しいストレス対処法

ここ一〇年来、ストレス療法に関連して、「1／fのゆらぎ」という言葉をよく耳にするようになりました。これはもともと、物理学領域の言葉です。電流や音、光や色の濃淡など、さまざまな物理量を測定するとき、その測定値が平均値を中心として変動する現象のことを、このように表現しているのです。

変動がひじょうに少なく単調なとき、ゆらぎは「1／f^2」、逆にあまりにランダムなときは「white」と表現します。「1／f」というのは、ちょうどその中間ぐらいのゆらぎ方のことです。

自然界にあって心やすらぐもの、たとえばゆったりと打ち寄せる波、小川のせせらぎ、鳥のさえずりといったものは、みなこの「1／fのゆらぎ」をもっていると言うのです。

また、一定にビートしているように聞こえるぼくたちの心臓の鼓動も、細かく測定してみると1／fでゆらいでいるのです。泣きやまぬ新生児に心臓の鼓動音を聞かせると静かになる。さらには、母親は赤ん坊を無意識に左胸（つまり、自分の心臓のあるほう）に抱き、彼らを落ち着かせているといった話は、以前から言われていることです。

さらには、人間の脳波のパターンにはα《アルファ》波とβ《ベータ》波があるのですが（他にもδ《デルタ》波、θ《シータ》波）、心がやすらいでいるときにはα波が、緊張状態のときにはβ波のほうが優位になることが知られています。で、「1／fのゆらぎ」は、このα波を出させる。つまり、「1／fのゆらぎ＝心のやすらぎ」は生理学的にも確かめられているというわけです。

そうしたことをストレスの治療に利用しようとするのは、当然と言えば、まあ当然の流れでしょう。音楽、光、芳香、絵画療法……みな、この理屈を背景にしたものです。

現代科学は、こんなことまで解明し、たいしたものだと素直に感心しています。それはそれで、けっこうなことだと思います。

ただ、よく考えてみれば、本来、自然なことであるはずの「1／fのゆらぎ」を、人工的に作り出してやらなければならない。ぼくたちの住む世界を、そんなにも不自然なものにしてしまった要因のひとつが、その現代科学なのです。

あちらを立てればこちらにひずみができる。世の中というのはなかなかむずかしいものです。だが、そんなことで悩んではなりません。もちろん、怒っても仕方ありません。

「まあ、そうしたものでしょう」

淡々と現実を受け入れるのが、正しいストレス対処法なのです。

基本的人間関係の揺れ

以前、病院勤めをしていたころ、ストレス病患者の診察を担当していたことがあります。診察といっても、たいしたことをするわけではありません。必要に応じて精神安定剤や抗うつ剤を処方する。また、簡単なリラックスの方法をコーチするということもありますが、基本的には患者さんの話をただひたすら聞くことです。

ひとりの患者さんの話を聞くのに、だいたい三〇分ほどかかります。したがって午前中だけで一〇人の患者さんを診察するというのは至難の業。内科や外科の診察テンポから考えると、まことに悠長な話です。こんなにせわしない世の中だからこそ、そんなエアポケットのような診療空間があってもいい。ぼくなんかはそう思うのですが、現実はなかなか厳しいものです。患者さんの話を聞くことが基本、それで検査はほとんどしませんし、薬の処方も微々たるものです。つまり、ストレス診療は病院の収益にはほとんどならないのです。むしろ、人件費分だけ持ち出し、赤字になってしまいます。現在さかんに、「ストレス対策を!」と叫ばれているにもかかわらず、なかなかその方向に進んでいかない理由のひとつが、このコスト問題をクリアできないからなのです。

まあ、それはともかく。患者さんにはだいたい二週間に一度の割合で外来に来てもらいます。はじめの二、三回まで、こちらから口を開くことはあまりありません。ほとんど患者さんにしゃべってもらい、ぼくはその話を聞きながら、なにが彼にとってストレス刺激になっているのかを考えるのです。そして、「同僚とのぎくしゃくした関係が原因だな」とか、「四六時中コンピュータのディスプレイを見つめているための神経症、いわゆるテクノストレスですか」といったことがわかるまで、平均だいたい三ヵ月はかかります。

これまた悠長な話ですが、ストレス病のもつ特性上いたしかたない。ストレスの特性のひとつは、きわめて個別性が強いということです。ある人にとってストレス刺激となることが、べつの人にはなんでもない。また、その逆もありうるということです。だから、その患者さん独自のストレス構造を読み解くため、どうしてもそれくらいの時間が必要になってくるのです。

ストレスの個別性という認識なしに、単純なパターンにはめ込んで対処しようとすると、むしろストレス状態を助長してしまうことさえあります。たとえば、ストレス対策と称して、毎朝始業時にリラックス体操を社員に実施させている企業があります。リラックス体操には、たしかにこわばったからだの筋肉をほぐすという効果はあります。しかし、それを毎朝、義務として「やらなくてはならない」ことをストレスとして感じる人も少なくないのです。

なにをストレスと感じるのかは千差万別。そのひずみが、どんな形で現れてくるのかは百人百様なのです。このあたり、ぜひとも勘違いなさらぬよう。

ここまで、ストレスの個別性を強調してきましたが、ストレス病患者さんを診察していて気づいた「共通性」もあります。

それは、ストレスの原因となっていることはさまざまですが、一皮めくってみると、その奥に「基本的な人間関係の揺れ」が見えるということです。

外来診察室で半年、一年ぐらい付き合い、どうにか症状がおさまってくると、患者さんも無駄口や冗談のひとつも言う余裕が出てきます。

「そう言えば先生、この二、三年、女房とはずっとご無沙汰ですよ」

深刻な顔ではありません。にやりと笑いながら、そんなことを言い出すのです。

その患者さんの胃の痛みは、仕事上の過剰なノルマによる精神的プレッシャーによって引き起こされた、いわゆるストレス性胃潰瘍によるものです。それを前提に話をしてきたわけですが、そんなせりふを聞くと、「ん?」、何か頭に引っかかります。

職場でなんらかのトラブルがあったことは間違いありません。しかし、それは引き金にすぎず、問題の根っこは、じつは夫婦関係にあるのではないか……そういった疑問が頭をもたげてくるのです。そして実際、そのつもりで話を聞いてみると「じつは、そういうことだった」のが明らかになってくるのです。ただこれは、患者さん自身も隠していたわけではなく、無自覚だっただけなのです。

基本的な人間関係（とりわけ男女間）がしっかりしているとき、人は多少のストレスなら耐えることができます。しかし、その根っこの関係が揺れたりすると、ストレス耐性はかなり低くなるようです。そしてストレス病に……。

なにかおかしいと思うときには、あなたにとっていちばん大切な人間関係がどうなっているかをぜひチェックしてみてください。

ストレスってなに？

この章で、ここまでストレスに関するいくつかのエピソードを話してきました。このあたりで、まとめをかね、「そもそもストレスとはなんなのか？」について、少し詳しく系統的に話しておきたいと思います。これまでの話とダブる部分もありますが、そうした部分はそれだけ大切なことなのだと考えてください。

ぼくたちはふだん、「ストレス」という言葉を精神的な重圧感（プレッシャー）とほぼ同義で使いますが、本来はもっと広い意味をもっています。精神的なものだけでなく、寒さや暑さ、乾湿、痛み、騒音、あるいは混雑……少々極端な言い方をすれば、ぼくたちを取り巻く自然、社会環境のすべて、ありとあらゆるものがストレスを起こしうるということです。

これらのストレス刺激が、ぼくたちのからだに加わると、体内では「大脳皮質→辺縁系→視床下部（間脳）→脳下垂体→自律神経・内分泌系」というストレス回路が活動をはじめます。どんな刺激に対しても同じ、この回路です。

仕事が片付かなくて焦っているあなたと、そのために待ちぼうけをくわされ、いらいらしているあなたの恋人の体内でも「大脳皮質→……」。受験に失敗した学生、失恋した娘さん、また満員電車でぎゅうぎゅうすし詰めになっているおとうさんのからだのなかでも同じ回路が回っているのです。

このストレス回路を回すことによって、ぼくたちは体外からのストレス刺激に対して「適応する」、つまりからだの内部を守ろうとしているのです。ストレスというと、なにか悪いもののように考えられがちですが、この反応はぼくたちが生きていくうえで、なくてはならない生体防衛反応なのです。

たとえば、あなたが寒さというストレス刺激に襲われたとします。そうすると、あなたは皮膚で冷気を感じ、「寒いぞ」という信号を大脳に伝えます。すると大脳はストレス回路を動かすように指令を出し、自律神経・内分泌系を働かせます。その結果、皮膚表面の毛細血管は収縮し、体温が外に放出されるのを防ぐ。そんな仕組みになっているのです。

ふつう、この反応はうまくバランスを保っています。外部からのストレス刺激の量が一〇のとき、体内のストレス回路は、その一〇の量の刺激を処理するだけ活動する（わかりやすく、一〇回転と考えてください）。貸し借りなし、バランスシートの合った「適応状態」です。

具合が悪いのは、需要と供給がアンバランスな状態。たとえば、一〇の刺激量に対して五回転しかしないとき、あるいは逆に、必要十分量の一〇を超え、二〇回転も三〇回転もしてしまうときです。いっぱんに言われる「(病的な) ストレス状態」とは、この需給関係のアンバランスな「不適応状態」――適応不全と過剰適応を指しているのです。

たとえば、実際にはそんなに寒くないのに、とても寒いと感じる (大脳が「ひじょうに寒い」と認識する) と、ストレス回路は過剰に回転し、自律神経・内分泌系が働きすぎてしまいます。その結果、不必要な皮膚表面の毛細血管の収縮が起き (たしかに体温放出は防げますが)、末梢への血行が悪くなり、足が冷える腰が冷える、いわゆる「冷え症」を起こしてしまうというわけです。

ストレス反応は、本来からだを守るための防衛反応。それがなんらかの理由でバランス (需給関係) を崩したとき、病的反応として現れるのです。そのことをまず、正しく理解してほしいと思います。

さて、ぼくたちのからだは、どんな種類のストレス刺激に対しても、いつも同じように反応すると話しました。しかし、この原則は、日常生活での身近な体験を思い起こしてみるとき、あまりぴんときません。むしろ実際には、ストレス刺激の種類によって、からだの反応は異なっているのでは……そんなふうに思えるかもしれません。すぐに思い浮かぶ例を二、三あげてみましょう。

たとえば、寒さは平気だが（適応できるが）、暑さはどうも苦手（不適応）という人がいます。寒さも暑さもストレス刺激です。それなら、ストレス刺激の種類の違いによって反応も違うのでは？

同じ大きな音（これらもストレス刺激）でも、工事騒音に対する反応とディスコミュージックのそれとでは、人々の反応はずいぶん違って見えます。どうして？

またたとえば、あなたの職場の先輩がとても意地悪だったとします。それはあなたにとっても、あなたの同僚にとっても強いストレス刺激になるはずです。それで、あなたは気分が滅入ってしまいます。一方、同僚のほうは、存外けろりとして、先輩のいびりを柳に風と受け流しているというケースもままあります。

ぼくたちのからだがどんな種類のストレス刺激に対しても同じように反応するのなら、なぜ、寒さと暑さ、また音の種類で違ってくるのか。さらに同じストレス刺激に対して、あなたと同僚とでは反応の仕方が違うのかは理屈に合わないことになります。そういう疑問が起きて当然でしょう。

このしごくまっとうな疑問に対しては、つぎのように答えておきたいと思います。

「ストレス反応は誰でも同じ」というのは、からだのなかの反応、目に見えない部分のできごとなのです。表面に現れる形は、たしかに異なって見えます。しかし暑くても寒くても、また工事現場でもディスコでも、からだのなかでは「大脳皮質↓……」というストレス回路が働いています。先輩の意地悪にけろりとしているように見えるあなたの同僚も、そのからだのなかをのぞいて見れば、基本的にはあなたと同様の変化が起きているのです。ストレス反応が同じというのは、そういう意味です。

表面に現れる見た目の違いは、ストレス回路の回転数の差、それにともなう二次的な変化の仕方の違いなのです。

つまり、寒さには強いが暑さに弱いということは、寒さというストレス刺激に対しては適度な回転数でストレス回路が回るけれど、暑さに対しては回転が速すぎるか、あるいは遅くなっているかのどちらか、バランスがうまくとれないということです。この需給関係が不安定なことが、不快な心身症状（俗に言うストレス症状）を出現させているのだと考えてください。あなたと同僚との違いについても、同じことです。

では、ストレス刺激の種類によって、また同じストレス刺激でも人によって、ストレス回路の回転数が異なってくるのはなぜなのでしょうか？　それがつぎの疑問です。

この疑問に対する説明として、「体質の違い」という言い方があります。生まれながらに、ある種のストレス刺激（たとえば寒さ、あるいは暑さ）に弱い体質だから、あなたに比べ、同僚は人間関係の軋轢《あつれき》というストレスに強い体質をもっているから……といった話です。しかしぼくには、この説明はどうも怪しいように思えます。「体質」と言われると、なにやらわかったような気になりますが、その実態はとてもあやふやです。体質とはすなわち、その人が生まれながらにもっている身体的、精神的な性質ということです。先天的にストレス刺激に対する強弱を決定する因子など、ほんとうに存在するのでしょうか。

たしかに、寒冷地で生まれた人は、南国生まれの人に比べ一般的に寒さに強いと言うことはできるでしょう。しかしそれは先天的なものではなく、誕生した後の生活習慣などによって、からだと心が覚えることだとぼくは思っています。胎児が一〇ヵ月過ごす羊水の温度は、北海道でも沖縄でも同じはずです。またいち、母親のおなかのなかで「人間関係に対して、どの程度のストレス回転数が適当か」、そんな判断ができるはずはありません。

ストレス刺激の種類によって、反応の「現れ方」に差が出てくるのは、また同じストレス刺激に対して個人差があるように見えるのは（これをストレス感受性と呼びます）、「体質」などというわけのわからない理由によるのではありません。遺伝子にストレス刺激に弱いコードが刷り込まれているわけでもありません。それは個々人が生後のいろんな体験を通して、それぞれのストレス刺激を「どのように感じ、どのように処理してきたか」による、つまり、後天的なものなのです。

マイナス一〇度という寒冷ストレス刺激の量は、ぼくたちの皮膚に届くまでは同じです。しかし、その刺激量は大脳を通過することによって、絶対的な数字ではなく、相対的なものになってきます。マイナス一〇度をその人がどの程度の刺激量と認識するかによって、ストレス回路の回転数も変化するのです。またもちろん、刺激を受けているときの心身のコンディションも大きく影響することは言うまでもありません。

ストレス感受性の違いは、すなわちその人がストレス刺激をどう感じ、どう処理するかの差です。だから、百人百様。あなたの感受性はあなた特有のもので、他に誰ひとりとして同じストレス感受性をもっている人はいないのです。

しかしその差は、「A（病的）かB（正常）か」、たとえば「がんであるのかないのか」というふうに、はっきりと区別されるものではありません。AかBかではなく、せいぜいAかA′程度の差なのです。しかも、そのときの状況によって微妙に変化します。

ストレスの対処法が一見簡単なように見えて、そのじつむずかしいのは、この感受性の多様さ、その差の微妙さによるのです。

ストレス感受性のタイプ

ストレス治療を行うとき、患者さんのストレス感受性について細かい分析をします。そして、その人がどんなストレス刺激に対して過剰に（あるいは不十分に）反応しているのかを見つけ出し、それぞれの患者さんに見合った治療をしていくわけです。この作業は、ひじょうに多くの時間と労力を必要とします。

「漠然と、原因はストレスと言っても問題は解決しない。だからといって、すべての人を細かく分析していると、いくら時間があっても足らない」

ストレス診療現場のジレンマです。

ストレス感受性を正確に、しかも早くつかむ手段はないものだろうか。ぼくは、ずっとそのことを考えてきました。そして、いろんなデータ、またぼく自身の診察経験から、ストレス刺激に対する感受性はいくつかの基本タイプ、もっともおおざっぱには、つぎの四つのタイプに分けられることに気づきました。

- うまくバランスを保ちながらストレス刺激に対応しているタイプ
- 反応すべきとき、それをしないため、後になってそのつけが回ってくるタイプ

・過剰に反応しがちで、心身の症状が出やすいタイプ
・過剰に反応しがちだが、心身の症状の出にくいタイプ

いちばんはじめのタイプは、身の丈にあったものの考え方、行動をする。言い換えれば、現実的なタイプです。「ま、いいか。こんなものだろう」と、現実を割合簡単に受け入れるわけですから、ストレス状態にはなりにくい。ストレスに対する感受性は比較的低いと言うことができると思います。感じにくいといっても、ストレス刺激が加わっていることには気づいており、そのうえで自覚的にコントロールしているということです。

精神的にも安定していて、身体的弱点も少ない。現代生活を送るのに適したタイプと言えましょう。数のうえでも、このタイプの人がもっとも多数を占めます。

二番目のタイプの人は、ものごとをおおざっぱにとらえ、「おおよそ」感覚で日常生活を過ごす傾向があります。ストレスを感じにくい。感受性は低いと言えるでしょう。したがって、他の人がストレスを感じ、それを表面に現しているときにも、けっこう平気な顔をしています。

ではストレスに強いのかというと、そうでもありません。むしろ比較的弱いと言ったほうがいいでしょう。ストレス刺激が加わっていることを知らない、無自覚なだけ

なのです。だから、ストレスがたまってきて、いったん自分の置かれたひどい状況に気づくと、もろく、簡単にパニックに陥ってしまいます。

ストレス状態は、ヒステリー発作のような形で現れることが多いようです。また、からだの異常は胃・十二指腸潰瘍や過敏性腸症候群など、消化管に現れる傾向があります。

三番目のタイプは、ひとことで言うといわゆる神経質なタイプの人です。なにごとも、「もし……ならば」と心配し、予見不可能なことまで知っておかなければ安心できません。そして、悲観的に、悪いほう悪いほうにものごとを考えます。たとえば、二、三日咳《せき》が止まらないとします。するとすぐに、「ひょっとして肺がんでは」と落ち込みます。当然、ストレスに対する感受性は高いということになります。

ものごとのマイナス面をまっ先に考える。つまり、ストレス刺激を自分で作り出してしまうわけですから、ストレスをしのぐ力もあまり出てきません。ストレスに弱く、ちょっとしたストレスですぐに心身ともにダウンしてしまいがちです。

不安神経症の傾向が強く、からだもあまり丈夫とは言えません。とくに気管支、肺などが弱点になるようです。また、頑固なアレルギーをもっている人が多いのもこのタイプの特徴です。

最後のタイプの人は、なにごとにも秩序や整合性を求め、真面目で、仕事も着実にこなします。社会的な成功者が多いのはこのタイプです。ストレスに対する感受性は比較的高い、つまりストレスを感じやすいタイプと言えるでしょう。ものごとがそれなりにうまくいっていても、「それなり」では我慢できません。「しかし……」と振り返って検討し、完璧を期さなければ気がすまないのです。

ストレスを感じやすいが、それを十分に自覚し、闘おうとします。そのぶんストレスに対しては抵抗力があり、少々のことではへこたれません。しかし、無理をしすぎて心身の不調に陥る、がんばりすぎたぶん重症になる傾向があります。

このタイプの人は、ストレス状態がある限度以上になると、精神的にはうつ状態になることが多いようです。また身体的な異常としては、高血圧や心臓病、いわゆる循環器系の障害に要注意です。

以上、少々理屈っぽくなりましたが、ストレスとは何か、また、ごくおおざっぱですがストレス感受性の基本四タイプについて見てきました。

ストレスのなんたるかを理解し、自分があてはまるストレス感受性タイプの特性を知って、上手にストレスをしのいでほしいと思います。

第五章　病院で苦しまずに死ぬための十ヵ条

死は、その患者さん本人にはもちろん、家族や近しい人たちにとってもせつないものです。しかし、何人《なんぴと》も死を免れることはできません。話をはじめる前に、そのことをまずしっかり確認していただきたいと思います。

と言うのは、死が生理学的に避けがたいひとつの生命現象にもかかわらず、人々はその事実をちゃんととらえられなくなっている。ぼくには、そんなふうに見えてならないのです。なるべく考えたくない、できれば触れたくない……そしてその結果、死への恐怖は逆に大きく膨れあがり、患者さんはわずかな（と言うか、ほんとうはありもしない）望みにすがりつこうとする。現代医学にも限界があるという、しごく当たり前の部分が見えなくなってしまっているような気がしてならないのです。さらには、自らすでに手遅れだと感じていながらも、医学的にほとんど意味のない怪しげな民間療法に飛びつき、かえって苦痛を増すだけ、というケースも少なくありません。

多くの人たちは、人生の締めくくりとして、死は苦痛がなく穏やかなものであってほしいと願っています。たとえば、ろうそくの火がすーっと消えていくような静かな死に方を望んでいるのです。その気持ちはよくわかります。できれば、そうであってほしい。

ただ、現実の死というのは、程度の差こそあれ、どうしたって多少の苦痛をともなうのがふつうなのです。「静謐《せいひつ》な死」というイメージをあまりに強くもちすぎると、現実とのギャップから、むしろより強い不安をかきたてられるということにもなりかねません。

もう一度繰り返しますが、死は必然、そして、そうそう安楽な死というのはないのです。なにやら夢のない、身も蓋《ふた》もない物言いで恐縮です。ただ、こうした意識からスタートしなければ、どこか非現実的で美しげな、しかし内容のない話になりそうな気がするのです。

死にまつわることどものひとつ、死に場所に関してもなかなか自分の思うとおりにはいかないようです。多くの人たちは住み慣れたわが家で、家族に看取られながら死んでいくことを望んでいると言います。しかし実際には、ほとんどの人が病院のベッドの上で死んでいくのが現実です。なんとも歯がゆいことですが、現在の社会、医療システムのもとでは、好むと好まざるとにかかわらず、そうなってしまうのだから、まあ、これも受け入れるしか仕方ないのでしょう。「在宅死の勧め」という議論ももちろんあるわけですが、本稿の主旨とは少しずれるので、ここではとりあえずは横に置きます。

病院で死ぬこと。それが動かしがたい現実なら、その死をできるだけ苦痛の少ないものにできないものか（タイトルには反しますが、「まったく苦しまず」というのが無理な注文であることはご理解いただきたい）。以下、そのあたりの具体的な対応について考えてみたいと思います。

第一条　大病院には入院せぬこと

苦痛軽減のための第一条は、大きな病院には入院しないほうがいいということです。

病院の規模が大きくなればなるほど、患者の苦痛も増す。少々乱暴な話に聞こえるかもしれませんが、一般的にはそう言うことができると思います。とりわけ、大学病院やいわゆる一流病院と呼ばれる大規模医療機関での死は、穏やかさとは無縁なものになることを覚悟しておかねばなりません。

それは、この手の病院では「患者を一分一秒でも長く生かすこと」を前提とした医療行為、つまり濃厚な延命治療に象徴されるような診療の仕方をするのが当たり前とされているからです。

数年前のある医学会で、集中治療学会、蘇生《そせい》学会、麻酔学会の評議員を対象にアンケートをとったところ、その九六・七パーセントが「末期がんや大事故による瀕死《ひんし》の患者には心臓マッサージや蘇生努力をあえてしなくていい」と回答しています。そして、そう回答しているお医者さんたちの多くが、「蘇生努力をあえてやる」ことが日常の大病院のスタッフなのです。お医者さん自身、その行為の無意味さはわかっているにもかかわらず、実際の現場では相変わらずの儀式的な延命治療が行われ続けるという構図になっているのです。なんとも皮肉な話です。

なぜ、そんなおかしなことになってしまうのでしょうか？

その理由のひとつは、こうした大病院、とくに大学病院では「診療」とともに「研究」、「教育」という名分があるからです。つまり、「研究」のためにできるだけたくさんのデータがほしい、ぎりぎりまでの延命治療の仕方を「教育」する必要がある。そのため、患者さんに必要な検査なのか、治療なのかという、もっとも根本の部分が忘れられがちになってしまうのです。

これはいわゆる末期治療ではありませんが、ぼくは以前、ある雑誌の企画で、「風邪《かぜ》をひいた」患者に化け、開業医、地区の中規模病院、そして世間で一流と言われる大学病院で受診したことがあります。そのときの大学病院での話が参考になるかもしれません。

まず看護婦さんから問診表を渡され、ぼくはそれに「咳《せき》」、「発熱」などと記入しました。その後かなりの時間待たされ、お医者さんの診察を受けた……のではなく、いきなり血液を採られ、胸部のレントゲン写真を断層写真を含めて一二枚も撮られてしまいました。それで、外来担当医の診断は「ただの風邪ですね」で終わりでした。

つまり、咳とか痰《たん》といった呼吸器症状を訴えてきた患者には、よりたくさんのデータを蓄積するためにセットでこれこれの検査をするということがあらかじめ決まっているというわけです。やれやれ、と感じたことをよく覚えています。

しかし困ったことに、そんなよけいなことをするシステムをもっている病院ほど、なぜか「世間」の評価が高いという現実があります。患者さん自身、およびその家族が「設備が整っている」ということに目くらまされているということなのでしょう。

さらに言うなら、濃厚な延命処置をするには、大げさな器械を動かし、大量の薬剤を使用し、人手もたくさん必要。ようするにかなりのコストがかかるということです。過剰な治療をすればするほど病院の収入も増えるという点も無視できない要因のひとつということができるでしょう。

設備やスタッフが整い、世間で一流と言われる有名大病院で終末期を迎えると、からだじゅうにたくさんの管を取り付けられ、病室はそれらを作動させる医療機器でいっぱい。臨終時に家族が入るスペースがなくなるという話にもなりかねないのです。そんな病院で平穏な死を迎えるなど、望むべくもないということはおわかりいただけるでしょう。

第二条 「リビング・ウイル」を書こう

濃厚な延命治療が当たり前のようにまかり通っている医療状況のなかで、自分がどのように死にたいのか、たとえば延命処置はしてほしいのか、してほしくないのか。そのあたりのことをはっきり意思表示しておくべきだというのが第二条です。

第一条で触れたアンケートの中で、七割のお医者さんが「末期患者の蘇生努力をしなかったことがある」と答えています。そして、彼らのうちの九割までが、患者さん本人や家族からの申し出で延命処置をしないことを決めたというのです。つまり、彼らだってほんとうは無駄なことなどしたくはない。病院でそういうシステムになっているから、それに従っていますが、患者さんサイドから「やめてください」信号が伝われば、内心は喜んでそうしたいと思っているのです。

最近、「もし不治の病に冒されているのなら、治療は苦痛の軽減だけにかぎり、画一的な延命処置はしないでほしい」ということを、その場ではなく前もって、まだ元気なうちに書面で宣言する「リビング・ウイル」を書く人が増えてきています。

そして、そんな人々をバックアップする団体もいくつかあります。書式はいろいろですが（代表的なものは日本尊厳死協会の「尊厳死の宣言書」）、その主旨はみな基本的には同じ、器械や薬で無理やり生かされるより、人間らしく尊厳をもって死にたいというものです。「尊厳ある死」というのがどういう状態なのか多少議論のあるところですが、最低限、「病院の都合でよけいなことはしないでほしい」という患者さんサイドの意思を伝えておくことは無駄ではないでしょう（もちろん、最後の最後まで延命措置を望む人は、その旨伝えればいいのです）。この宣言書に法的な強制力はありません。しかし、診療現場での会話はけっこう曖昧《あいまい》なところがあり、言葉の行き違い、誤解も少なくありません。「リビング・ウイル」は、主治医が無駄な延命治療をやめる強い後押しにはなるはずです。

「リビング・ウイル」にかぎらず、病院では、自分がどうしたいのか、医療者にどうしてほしいのかをはっきりと意思表示することが大切です。心優しい医療者たちが、病者の気持ちをおもんぱかって、よしなに対処してくれるだろうと考えるのは甘いでしょう。もちろん、そうした良心的医療スタッフもいますが、「延命治療を無駄だと思いながらも、実際にはやってしまう」ことでもわかるように、システムのなかに組み込まれたとき、彼らはやはり病院の都合でしか動かない、動きにくいのです。

ぜひとも、ちゃんとした自らの意思を示してほしいと思っています。

第三条　インフォームド・コンセント

現在自分がどういう名前の病気にかかっていて、その病気は通常どんな経過をたどり、いま現在どの段階にあるのか、また、どんな治療選択肢があるのか……そうしたことがわかっていなければ、自らの希望を示そうにも、示しようがありません。

そのために、お医者さんからいわゆる「インフォームド・コンセント」（ＩＣ）を求めるということを第三条にしたいと思います。

ＩＣにあたる適当な日本語はないのですが、とりあえず「説明と同意」と訳されています。つまり、患者さんに病状をきちんと「説明」し、その人も納得、ちゃんと「同意」したうえで医療行為を進めていこうということです。

たとえば、あなたが心筋梗塞《こうそく》と診断されたとします。この病気の治療法としては、冠動脈の詰まりを薬で溶かす方法、血管のなかに管を入れて狭窄《きょうさく》部分を広げるＰＴＣＡという方法、また胸を開け血管バイパスを作る手術、といったものがあります。お医者さんは、それぞれの治療法の利点と問題点、リスクなどについてくわしく正確に説明し、患者さんがそれらの治療法のなかから、自分がいちばん納得できるものを選択するということです。

「もしこの手術でなにかトラブルが起きても、いっさい文句は言いません」

つい十数年ほど前まで、どんな手術かという説明もほとんどないまま、患者さんはそんな「手術同意書」にサインをさせられていました。しかし近年、患者の人権意識の高まりもあり、アメリカ生まれのICが注目されてきたのです。

このICの大切さについては、あまり異論はないと思います。患者さんサイドだけでなく、お医者さんからも表立っての反論はありません。ただ現実の医療現場で、ICがちゃんとなされているかという話になると、とたんに心もとなくなります。

しばらく前、ある雑誌で、このあたりのことに関してアンケート調査をしたことがあります。その結果、ちゃんとICをしていると答えたお医者さんは七五パーセント。しかし、患者さんの七五パーセントはICを受けていない、というものでした。このギャップはどういうことなのでしょう。

お医者さんにしてみると、ICなんてやっかいな作業、「このくそ忙しいのに面倒な」というのが本音でしょう。ぼくも以前医療現場で働いていましたから、この推測はそれほど的外れではないと思います。しかし、建て前としては「ICすべし」です。それで、とりあえず「説明しましたよ」という形を整える。そんな姿勢で行われたICに、患者さんはなかなか納得できないでしょう。そのあたりのことがアンケート調査の数字ギャップとして現れているのではないでしょうか。

ICというのが、けっこうたいへんな作業というのはたしかです。患者さんによってその病気観、死生観は千差万別です。それを見極めながら、どう話せば納得してもらえるのか……至難の業のような気がします。また同じ病気でも、その経過にはかなり個人差があって、通りいっぺんの教科書的な説明ではあまり意味がありません。かといって、その個別性にまで踏み込めば、かなりややこしい話になってしまいます。真面目に考えれば考えるほど、ICはたいへんな作業になってしまうのです。

しかしもちろん、これはお医者さん側の都合であり、患者さんは「そんなの知ったことじゃない。それがあなた方の仕事でしょう」と、ちゃんとした説明を求めるべきであることは言うまでもありません。

ただ、ICはお医者さんにとってだけではなく、患者さんにとってもある意味でしんどい作業だということは忘れないでください。ICで、いいことばかり聞かされるわけではありません。ほんとうのことを知ったために、よけい辛くなるということもありうるからです。しかし、自分の置かれた状況をちゃんと見据え、自らの生き方、死に方を選び取ってほしいと思います。誰のでもない、あなたの人生なのですから。

第四条　がん告知を受け入れよう

究極のICとしての「がん告知」を受け入れようというのが第四条です。

ぼくは以前、病院勤務の内科医を生業にしていたことがあるのですが、そのときいわゆるがん告知をしたことはありません。それは当時（二五年ほど前）まだ、「がんという病名は患者に告げない」ことが医学界のコンセンサスだったからです。そしてぼくは、無批判にそれに乗っかっていた、告知云々《うんぬん》という問題についてちゃんと取り組まなかった、というのが正直なところです。「告げない」ことがどうしてコンセンサスとしてまかり通っていたのか……説得力のある論拠はあまりないようです。

しかし現在では、回復の見込みが立たないがんであっても、基本的にはその事実を患者さんに伝えるべきではないかという流れになってきています。そして今後おそらく、「告げる」ことがコンセンサスになっていくのだと思います。

告知の問題について、遅まきながら、ぼくも自分なりにいろいろ考えてみるのですが、なかなかすっきりとした解答にまでたどりつけません。情緒的には「ほんとうにそんなこと話しても大丈夫なのかしら」という疑問がしつこくまつわりついているのですが、理屈のうえでは、「ちゃんと話すべきだろう」という、股裂き状態なのです。

しかしやはり、患者さんサイドに立って考えるとき、原則的には「知らせるべき」という話になるのだと思います。それは、医療現場での主役は患者さんであり、まずなにより尊重されなければならないのが、その患者さん本人の自己決定権だと考えるからです。

もうひとつの理由は、患者さんが自分の病状を正確に知っておいたほうが、治療もスムーズに運ぶことが多いからです。がん治療には、苦痛がともないがちです。病名を知らされていないため、「なぜこんなに辛いのか。ちゃんと治療効果が上がっていないのではないか」と疑心暗鬼に陥ることがままあります。そして、その苦痛に耐えかねて、途中で治療を拒否する（それも立派な選択肢のひとつですが）患者さんも少なくないのです。

もしがんであっても、その事実を知りたくないという人も、もちろんいるでしょう。その場合は、「知らせてほしくない」という意思表示をしてもいいのだと思います。「告知を受けとめよう」と言っていながら、つじつまの合わない話で申しわけないのですが、まあ、それだけこの問題はデリケートなのだと理解してください。

いずれにせよ、自分がどうしたいのか、あるいはしたくないのか、繰り返しになりますが、自らの意思をはっきり示すことがとても大切だと強調しておきましょう。

第五条　セカンド・オピニオンを求めよう

セカンド・オピニオンというのは、自分の病気に対する医学的（あるいは社会的）な見解を主治医以外のお医者さんからも聞いてみるということです。主治医の話で十分に納得できるのなら、もちろんそんな必要はありません。しかし、少しでも不安があるような場合、またべつの目から見た意見を聞いてみることはけっして無駄ではないでしょう。それにお医者さんとて、もちろん万能ではなく、診立てをより正確なものにするためにも、複数の専門家の目で見ておくのはもともと必要なことなのです。

とりわけがんなどの場合、それでなくても患者さんは不安をいっぱい抱えています。そんなところに疑心暗鬼が加われば、患者さんの精神的苦痛はかなりのものになります。ちゃんと納得のいくまで、いろんなお医者さんの意見を聞いてみてください。

たとえば最近、こんなケースを耳にしました。

ある人の父親が膵臓《すいぞう》がんの診断を受け、余命三ヵ月と宣告されました。家族はその事実を聞かされたあと、入院先の大学病院の医者から「ただ手をこまねいているだけではなく、完治の可能性はあまり高いとは言えないが、手術をしてみないか」と勧められました。

それでその家族は、以前大学病院の消化器外科に在籍していた知り合いのお医者さんに、どうしたものかと相談したのです。

彼の答えは「ぼくの家族なら手術などさせませんね」というものでした。

「残り三ヵ月というほど進行しているのなら、すでにどこか他の臓器に転移しているはずです。手術をする積極的な医学的意味はないし、むしろ病状を進行させかねません。それに『あまり可能性が高くない』という言い方は、つまり、かぎりなくゼロに近いというふうに理解すべきなんです。大学病院のお医者さんは『望みは千にひとつしかありません』というニュアンスではなく、『千にひとつは望みがあるんです』という感じで話しますからね。それにたとえ、膵臓自体の摘出がうまくいったとしても、そのあとの処置、たとえば血糖コントロールなど術後管理がひじょうにむずかしいんですよ」

そして、膵臓がんに関するこうした考え方は消化器外科医の常識だと言うのです。

にもかかわらず、大学病院のお医者さんがそれを勧めるのは、「うまくいかなくてもともとのエンドステージ（末期）患者の手術は、若い医者の練習台みたいなもの」だからです。

これほど露骨でないにしても、似たようなケースはけっして少なくありません。はじめにぼくは「大学病院はおよしなさい」と言いましたが、この話からも、そのことを納得していただけるのではないでしょうか。

この外科医の話を聞いた家族が手術を断ったのは言うまでもありません。そして半年後、患者さんは亡くなってしまいましたが、いわゆる末期の間の苦痛を最低限に抑えることはできたのです。セカンド・オピニオンが防波堤になった一例です。

第六条　自覚症状をはっきりと伝えよう

がんがある程度進行してくると、患者さんの何割かは不快な痛みを感じはじめます（痛みとは無縁なケースも少なくありません。「がん＝痛み」と短絡しないようにしてください）。こうした不快な症状を我慢する必要はありません。どんな痛みなのか、どの程度の痛みなのか、はっきりとお医者さんに伝えてください。かなりの程度、苦痛を取り除いてもらえるはずです。

ぼくが病院に勤めていた時分、がん患者さんへの鎮痛剤、とりわけ麻薬の処方は、そう簡単ではありませんでした。麻薬を使うことで、たしかに痛みを一時的に抑えることはできます。ただ同時に、中毒症状に対する配慮も必要で、さじ加減がとても微妙だったのです。しかし最近では、薬剤も改良され、ＷＨＯ（世界保健機関）からも「がん疼痛《とうつう》コントロール・マニュアル」なども示され、がん疼痛治療の経験がそれほどないお医者さんでも、麻薬はずっと使いやすくなっているのです。胸の皮下に麻薬液の入った小さなケースを埋め込み、二四時間少量ずつ薬を体内に注入し続ける（ほとんど痛みを感じず、それでいて中毒症状もあまり出ません）という仕掛けも可能なのです。

痛みだけではありません。眠れない、吐き気やだるさ、あるいは便秘や食欲がないといったことに対する処置も、ずいぶんと進歩してきています。痛いなら痛い、辛いなら辛いと症状をちゃんと訴え、しかるべき処置を求めてもかまわないのです。下手に我慢などしていると、心身ともに消耗するだけでなく、医療者側も現在の治療のままでいいのだと勘違いしてしまう恐れもあります。妙な遠慮などせず、どんどん症状を訴えていただきたいと思います。

ここまでいくつかのことを話してきましたが、じつはこれらは理屈のうえでの「そうできればいいな、患者像」なのです。

自己主張が強く、しょっちゅう質問をし、症状を我慢しない……こうした姿勢は正しい患者のあり方です。ただ、現実の医療現場で、これらをそのままストレートに実行すると、たぶん医療サイドからは嫌な患者だと敬遠されるはずです。正論がそのまま通りにくいのは残念なことですが、まあ、それが現実というやつなのでしょう。

そこで、自分の主張をそこそこ通しつつ、医療者との関係をうまく保っていくため、ひとひねり必要になってきます。剛速球をびしびし投げ込むだけでなく、力を抜いた変化球を投げることも考えてみてください。というわけで、第七条以下は応用編です。

第七条　お医者さんをちょっぴりおだてよう

医者患者関係について話すとき、よく図式的に「強者、弱者」という言い方をします。そして困ったことに、実際そのとおりなのですが、そのことをあまり意識しすぎないほうがいいような気がします。「患者は立場が弱い」という思いが強いと、必要以上に卑屈になったり、逆に攻撃的になる傾向があるように見えるからです。お医者さんと話すのに遠慮することはありませんし、もちろん喧嘩《けんか》腰になることもありません。淡々と正確に自分の症状やら要望を話せばいいのです。それが原則です。

ただ、そのときちょっとだけ妥協というか、ひと工夫あると、ものごとがスムーズに進みます。たとえば、なにかを質問するとき、あるいは頼むとき、「先生にはいつもよくしていただいて、とてもありがたいと思っています」とかなんとか、おまけのよいしょを付け加えるのです。そう言われれば、医者も人の子、悪い気はしないもの。そして、にこにこ顔で「いやいや、十分なことをしてあげられなくて……」という具合に展開すればしめたものです。

「ところで先生、このところ眠りが浅くて夜中にしょっちゅう目が覚めるんですよ」

「そうですか……で、これまで睡眠薬を飲んだ経験はありますか」

「いえ、なんだか怖くて、まだ一度も飲んだことはないんですよ」

「ちゃんと気をつけて飲めば、大丈夫ですよ」

睡眠薬を飲むにせよ、他の方法をとるにせよ、自分が納得できる処置を受けることができると思います。世間でよく言われる「要求をうまく通すためには七割方誉めて、残りの三割で勝負に出る」という感じでしょうか。

お医者さんという人種は、よくも悪くも世間知らずなところがあります。医療現場ではいつもお山の大将ですから、相手がいきなりイーブンな立場で議論をふっかけてくると、すぐにかちんときがちです。しかし、とりあえず下手に出ておけば、慈父的な役割を演じようとします。そして、患者が自分を信頼してくれているという実感がもてるとき、彼らは全力を出してその信頼に応えようとするものなのです。お医者さんの、そういった性癖を利用しない手はありません。

実際、信頼しているのなら、そのままの気持ちを表せばいいのは言うまでもありません。

「うちの主治医はちょっとね……」と思っているようなとき、少しだけよいしょを付け加えてはいかがでしょう。きっといい方向に、少なくとも損になることはありません。

病気を抱えている人にこうしたことを言わなければならないのは、なんとも気の毒なような情けない話ですが、現実的な対応というと、こんな具合になってしまうのです。もちろん、そんな姑息な手段をとることを潔《いさぎよ》しとせず、根本的な医者と患者の関係を問い直そうと果敢に攻めの姿勢を崩さないという人に、「それでもよいしょを」と言うつもりはありません。ただ、「お疲れにならぬよう。あなたはいま病気なんですから」と、ひとことアドバイスをしておきたいと思います。

第八条　看護婦さんと仲良しに

お医者さんとはまた少し違った意味合いで、看護婦さんと仲良くなっておくことも苦痛軽減のためには大切です。

病状が安定していれば、お医者さんが病室に顔を出すのは、せいぜい日に二、三回程度です。一方看護婦さんたちは勤務時間中ずっと病棟に張り付き、患者さんの日常的な世話をしたり話し相手になってくれます。少々大げさに言えば、彼女らとの関係がうまくいっているかどうかで、どんな入院生活になるのかが決まってしまうのです。

また、お医者さんには話しづらいことでも看護婦さんならしゃべりやすいということもあるはずです。彼女たちが、患者さんが何を望み、どうしてほしいのかをよく理解し、お医者さんに対してそれを過不足なく伝えてくれるようになれば、相互の意思疎通はとてもスムーズになることは言うまでもありません。

ぜひとも、担当の看護婦さんと仲良しになってください。しかしもちろん、お互い人間ですから、担当さんとどうも波長が合わないというケースもあると思います。そんなときは殻にこもらず、視野を広くしてみてください。ひと病棟にはふつう十数人から二〇人ぐらいの看護婦さんがいます。そして、必ずひとりやふたり、あなたと気が合う看護婦さんがいるはずです。そんな人を自分で「裏担当看護婦」と決めてしまえばいいのです。そう思って接していれば、その看護婦さんもあなたの気持ちに気づき、喜んで「裏担当」としての役割をしてくれると思います。お医者さん同様、いやそれ以上に、看護婦さんは患者さんの信頼に応えようとするのです。

以前、ぼくが病院に勤めていたときの話です。ある肺がんの患者さんがトイレで大喀血《かっけつ》して、あっという間に亡くなってしまったことがあります。その患者さんはもうかなりの末期状態だったのですが、まだ少しは余力が残っている病状でした。それが、肺から大量の血を吐いてあっけなく逝ってしまったのです。

「まだ、一ヵ月ぐらいは大丈夫だと言ったじゃないですか」

ナースステーションで死亡診断書を書いていたとき、担当だった若い看護婦さんが、涙を流しながら主治医だったぼくを非難しました。お医者さんも看護婦さんも、よほどのことがないかぎり病棟内で涙を流すことはありません。ましてや、面と向かってこうした発言をすることはふつう、ありません。良く言えば、専門職としての冷静さを保っているから、悪く言えば、死に対して悪慣れしているからです。

感情がそれほどほとばしるまで患者さんに思い入れることが、看護専門職としていいのかどうかという議論はあると思います。しかしそれでも、彼女の訴えを聞きながら、亡くなった患者さんにとって、この看護婦さんはきっと心強い支えになっていたのだろう、そう実感はできました。そして、それはたぶんいいことなのだと思います。

このケースはやや極端にしても、看護婦さんと仲良しになって悪いことはひとつもないということです。

第九条　病院を「なじみ」の空間に

ほんとうはそういう必要のなくなることがいちばんいいのですが、第九条として、病院を「なじみ」の空間にしてしまうことをあげておきましょう。

健康な人でもそうですが、病人の場合、「なじみの世界」によって得られる安心感はとても大きいようです。なじみの場所、なじみの味、なじみの人、昔なじみのお医者さん……それで、「在宅ケア」という話につながっていくのですが、多くの患者さんは病院に入院して治療を受けているのが実状です。それで、ここではとりあえず現実的な妥協案として、病院をなじみの空間にしてしまえと言っているわけです。

主治医や担当の看護婦さんほどしょっちゅうではありませんが、病院というところには、薬剤師や検査技師、栄養士など、患者さんと直接顔を合わせる医療スタッフもたくさんいます。彼らとも「なじみ」になり、気軽に世間話のひとつでもできるようになれば、入院生活の苦しさも、幾分は和らぐのではないでしょうか。

第十条　「立派に」死ぬことはない

最後に、病気や死との距離の取り方について触れておきたいと思います。

これはもちろん、それぞれの患者さんが自分にいちばんしっくりくるスタンスを選択するのが原則。ま、参考程度に聞いてください。

ぼくが病院勤めをしていたときの体験から言うと、病気と闘うでも逃げるでもなく、淡々とそれを受容する気持ちになったとき、患者さんは平穏な表情を取り戻すという印象があります。そして、気持ちの安寧を得ることによって、身体的な病状も悪化しない、苦痛が軽減するということも実際にありうるのです。

闘病記なるものがしばしば世に問われ、そのなかにはたくさんの人々の心を打つのも少なくありません。それはそれで素晴らしいと思います。苦しみのさなか、自らの死に社会的意味をもたせようとする強靭《きょうじん》な意志力に敬意を惜しむつもりもありません。ただ、自ら甘えを断ち切っていくという、すさまじいばかりの克己心の裏に強い不安や恐怖が感じられ、ぼくは彼らの姿を見ていると、なんとも痛ましく感じられてならないのです。

そうした表現をしない多くの患者さんたちは、死と対面する恐怖をもろに露出させて泣き叫んだり絶望したりしながら、いやでも自分の弱さを見せつけられます。それで打ちのめされたままの人もいるし、なんとか残された短い生命を生き続ける意味を見出す人もいます。そんなとき力になるのが、弱さを十分に味わった患者さん仲間のような気がします。自らの弱さを認めたもの同士が、お互いを支え合うのです。「傷をなめ合う」というのとは少し違います。もっと、心温まる感じです。

強いばかりがいいわけではない。死ぬときは、そんなに立派でなくてもいいというのが、締めの第十条です。

初出一覧
『週刊読売』一九九六年三月〜九月／『TOTO通信』一九九六年六月
『月刊宝石』一九九六年九月／『NOMAプレス』一九九六年九月〜一九九七年八月
『RONZA』一九九七年二月／『ばらんす』一九九七年四月〜一九九九年三月

本作品は一九九九年八月、小社より刊行された『ぼくが「医療常識」を信じない理由《わけ》』を文庫収録にあたり、加筆、再編集しました。

永井 明―1947年、広島県に生まれる。東京医科大学卒業。モントリオール大学国際ストレス研究所所員、神奈川県立病院内科医長を経て、1982年より執筆活動に入る。映画脚本、マンガ原作、映画評、書評、Web上エッセイなど幅広く活動。また最近では年間数ヵ月、水産庁マグロ調査船、訓練船にシップドクターとして乗船、太平洋、大西洋を漂っている。著書には『ぼくが医者をやめた理由』『80歳の世界』(以上、角川文庫)、『病者は語れず』(朝日文庫)、『あやしい船医、南太平洋をゆく』(角川書店) などがある。

講談社+α文庫 医者《いしゃ》のぼくが「医療常識《いりょうじょうしき》」を信《しん》じない理由《わけ》

永井《ながい》 明《あきら》

2003年1月20日第1刷発行

発行者―――野間佐和子
発行所―――株式会社 講談社
東京都文京区音羽2-12-21 〒112-8001
電話 出版部(03)5395-3528
販売部(03)5395-5817
業務部(03)5395-3615
装画―――藤井啓誌
デザイン―――鈴木成一デザイン室
カバー印刷―――凸版印刷株式会社
印刷―――慶昌堂印刷株式会社
製本―――株式会社国宝社

落丁本・乱丁本は購入書店名を明記のうえ、小社書籍業務部あてにお送りください。
送料は小社負担にてお取り替えします。
なお、この本の内容についてのお問い合わせは
生活文化局Bあてにお願いいたします。
Printed in Japan ISBN4-06-256689-3
定価はカバーに表示してあります。